AF590559

EAU MINÉRALE

SULFATÉE CALCIQUE, BROMURÉE

DE LA

SALINE DE SALTZBRONN

PRÈS SARRALBE (MOSELLE).

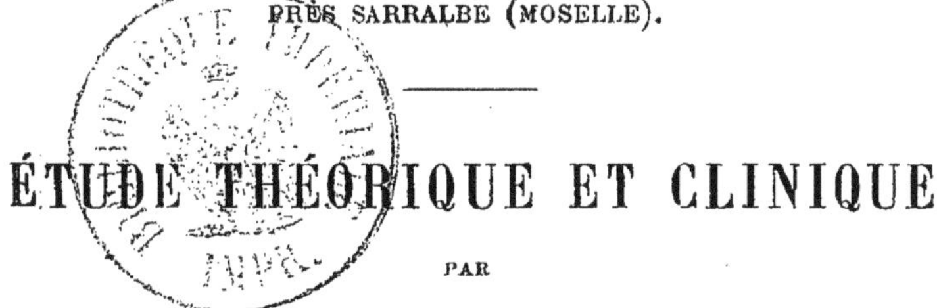

ÉTUDE THÉORIQUE ET CLINIQUE

PAR

LE DOCTEUR PH. SCHMITT

LAURÉAT DE LA FACULTÉ DE MÉDECINE DE STRASBOURG
MÉDECIN CANTONAL A SARRALBE.

STRASBOURG
TYPOGRAPHIE DE G. SILBERMANN, PLACE SAINT-THOMAS, 3.
1868

EAU MINÉRALE

SULFATÉE CALCIQUE, BROMURÉE

DE LA

SALINE DE SALTZBRONN.

Saline de Saltzbronn, son origine, sa situation, son site, ses eaux chlorurées sodiques, ses eaux-mères bromurées, et sa source sulfatée calcique, bromurée.

Le village de Saltzbronn est situé dans la vallée de la Sarre, sur les confins des départements de la Moselle et du Bas-Rhin, à un kilomètre de Sarralbe, petite ville de 2500 âmes, et à 13 kilomètres de Sarreguemines. Un chemin de fer, récemment décrété, destiné à relier cette dernière ville à Sarrebourg, ne tardera pas, en passant entre Sarralbe et Saltzbronn, à mettre ces deux localités en communication directe avec le grand réseau européen.

Depuis les temps les plus réculés, il existait, tout contre Saltzbronn, une source d'eau légèrement salée, qui, déjà dans le douzième siècle, servit de base à une exploitation industrielle. Un puits fut creusé à cette époque, mais comme les procédés de forage modernes étaient alors inconnus, on ne put pénétrer qu'à une profondeur peu considérable, et les eaux qu'on obtint ne dépassèrent pas 4° à l'aréomètre. Néanmoins, malgré cette faible salure, la saline, créée à cette époque, acquit une certaine importance, car sa fabrication annuelle atteignit le chiffre de 80,000 quintaux de sel, poids de marc. Plus tard, par suite de causes inconnues, cet établissement commença à décliner, et vers l'année 1590 il fut complétement abandonné. Ses bâtiments tombèrent en ruines, ses débris disparurent peu à peu de la surface du sol, et il n'en resta plus d'autres vestiges que le puits dont je viens de parler, puits dans lequel les habitants du pays venaient, la nuit (car les agents du fisc leur faisaient la guerre), puiser de l'eau qu'ils évaporaient chez eux, afin d'en retirer le sel nécessaire à leur ménage.

Les choses restèrent dans cet état pendant plusieurs siècles. Enfin, en 1825, M. Jean Guillaume de Thon, directeur des salines domaniales du Wurtemberg, qui connaissait l'existence des puits de Saltzbronn, et s'en était rendu propriétaire, parvint à obtenir du gouvernement français l'autorisation de créer une nouvelle saline sur l'emplacement de l'ancienne. Il unissait, à une profonde science géologique, la persévérance qui fait surmonter tous les obstacles. Comme tous les inventeurs, il eut ses heures d'angoisse, mais jamais il ne douta du succès de son œuvre. Il avait annoncé que, par des forages convenablement exécutés, on parviendrait à obtenir des eaux salines dans un état voisin de la saturation, et les forages étaient déjà arrivés à une grande profondeur, sans que rien annonçât la réalisation de ses promesses. Enfin, en 1829, la sonde ramena, avec du gypse et de l'argile, des fragments de sel gemme. Sa cause était gagnée, et l'avenir de l'établissement, créé sous ses auspices, assuré.

M. Jean Guillaume de Thon est mort depuis longtemps, mais la saline qu'il a tirée du néant a vécu et prospéré. Deux nouveaux établissements se sont successivement élevés dans le voisinage de Saltzbronn, et cette contrée, autrefois pauvre, délaissée, sans commerce et sans industrie, commence à devenir riche et prospère.

Mais, cette richesse et cette prospérité, les habitants de Sarralbe et de Saltzbronn n'oublieront jamais à qui ils en sont redevables, et, chaque fois qu'on parlera des hommes utiles à leur pays, ils mettront en première ligne M. Jean Guillaume de Thon.

Après cet hommage, rendu à une mémoire chère et vénérée, esquissons d'une façon rapide les ressources que possède actuellement la saline de Saltzbronn, ressources dont l'art de guérir pourra tirer un grand parti.

Depuis plusieurs années, six trous de sonde, successivement forés à une profondeur d'environ 230 mètres, alimentent cet établissement d'une eau richement chargée de chlorure de sodium, et contenant, en outre, des chlorures, sulfates et carbonates de magnésie et de chaux, ainsi que des sels de fer et surtout une forte proportion de bromure de magnésium. Ces principes minéralisateurs communiquent à cette eau des propriétés médicales stimulantes et puissamment résolutives. On peut s'en servir en bains, mélangée à l'eau pure dans la proportion de dix à vingt litres par bain.

Soumises à une rapide évaporation dans des chaudières de tôle où elles sont portées à une température voisine de l'ébullition, ces eaux se volatilisent rapidement, et au fur et à mesure qu'elles se concentrent, le chlorure de sodium, aussi soluble à froid qu'à chaud, se précipite au fond des chaudières, d'où les ouvriers le retirent chaque jour. Une simple dessiccation suffit alors pour qu'il puisse être livré à la consommation publique. Les autres substances, douées au contraire de la propriété d'être plus solubles à chaud qu'à froid, restent en dissolution et deviennent d'autant plus prédominantes que la concentration en est plus avancée, et il arrive un moment où cette concentration est telle que les eaux en deviennent visqueuses, prennent un aspect brunâtre et ne fournissent plus qu'un sel marin mal cristallisé et impur. On les rejette alors à titre de résidus impropres à une fabrication régulière; ce sont ces résidus qui sont connus sous le nom d'eaux-mères (*Mutterlauge*). En médecine, les eaux-mères ont acquis une grande célébrité, et elles sont employées sur une large échelle à Kreuznach et à Salins. Elles doivent leurs propriétés médicales en partie aux chlorures qu'elles renferment encore, mais surtout aux bromures. Les eaux-mères sont des agents de la médication stimulante et résolutive, comme les eaux salines fortes, mais elles sont moins stimulantes et plus résolutives que celles-ci. Les propriétés spéciales des bromures donnent la raison de cette différence d'action. Elles s'emploient de la même manière et aux mêmes doses que les eaux chlorurées dont nous venons de parler.

Dans les puits de sonde de Saltzbronn, le degré de salure de l'eau varie avec la profondeur. Cette eau est d'autant plus chargée qu'elle se rapproche davantage du sel gemme qui se trouve au fond du trou de sonde; elle s'affaiblit peu à peu à mesure qu'on remonte vers la surface du sol, et il arrive un moment où elle est devenue assez faible pour que son administration interne soit facile. Ainsi affaiblie, elle partage les propriétés de l'eau saline purgative de Niederbronn, dont elle a également, d'après le docteur Klein, la composition. « La composition de la « salure des eaux de Niederbronn est d'ailleurs tout à fait ana- « logue à la composition du sel gemme de Sarralbe » (*Eaux de Niederbronn*, par le docteur Klein, p. 46).

Enfin, en 1837, un heureux hasard a doté Saltzbronn d'une source jaillissante, richement minéralisée.

La description des propriétés de cette source, qui forme l'objet principal de cette étude, viendra plus tard; il n'y a donc pas lieu d'en parler en ce moment avec détail. Je me bornerai seulement à faire remarquer que cette source, quoique née dans une saline, n'est pas une *eau salée*, mais une eau sulfatée calcique, et que, par ses vertus médicales bien différentes de celles des eaux chlorurées sodiques pures, elle étend notablement le cercle des maladies qui pourraient être traitées à Saltzbronn avec avantage.

En résumé, Saltzbronn possède :

1° Eaux pour usages externes.	Eau saline chlorurée sodique très-forte. Eaux-mères richement bromurées.
2° Eaux pour usages internes.	Eau saline chlorurée sodique ferrugineuse faible. Eau sulfatée calcique bromurée.

Par ce court exposé, on voit de quels puissants moyens thérapeutiques on disposerait à Saltzbronn, si, grâce à une installation convenable, il y était possible de les appliquer à la cure des maladies, selon les procédés modernes de la science.

A côté de ces eaux si puissantes par leur variété et leur efficacité, le baigneur y trouverait d'ailleurs une retraite douce et calme, qui lui permettrait de passer le temps de sa cure sans fatigues et sans ennuis.

Saltzbronn est situé au milieu de vertes prairies, dans une

charmante vallée que traverse le canal des Houillères, et que sillonne la Sarre, rivière qui a donné son nom à une de nos armées de la première république. Une ceinture de collines, couvertes tantôt de riches moissons, tantôt de forêts à émanations balsamiques, l'entoure de toutes parts.

A trois kilomètres, vers le nord, s'élève le pittoresque village de Herbitzheim avec sa belle église, qui, à cette distance, apparaît sous un aspect vraiment monumental; à un kilomètre, vers le sud, on aperçoit successivement Sarralbe, situé dans l'angle formé par le confluent de la Sarre et de l'Albe; derrière Sarralbe, l'ermitage de la Trinité, petite chapelle où chaque année la piété des fidèles attire de nombreux pèlerins; un peu vers la gauche de cette chapelle, le Haras, vaste ferme, petite saline, auquel son enceinte de murailles grises donne l'aspect sévère d'une forteresse; encore plus à gauche Keskastel, grand village, qui, par l'étymologie de son nom *(Cœsaris Castellum)*, apprend qu'une des légions de César, César lui-même peut-être, campèrent dans ces lieux. Du reste, comme preuves à l'appui, on trouve non loin de ce village des vestiges évidents d'un campement romain. Enfin, en se donnant la peine de gravir la côte qui borne l'horizon de Saltzbronn du côté du couchant, on embrasserait d'un coup d'œil, en se tournant vers l'Orient, un espace immense de 20 lieues de longueur sur 10 de profondeur, qui, semblable aux gradins d'un amphithéâtre, se relève par étages successifs pour se perdre dans les brumes azurées du ciel, avec les cîmes les plus élevées de la chaîne des Vosges.

On n'admire pas toujours la nature, on aime à la parcourir. Les personnes malades, affaiblies, trouveraient dans les sentiers agrestes des champs, au milieu des prairies émaillées de fleurs, dans les avenues grandioses de la forêt de Lothringen, de quoi prendre un exercice salutaire sans se fatiguer. La Sarre offrirait à ceux qui aiment la pêche de quoi satisfaire leur innocente passion; les taillis des vertes forêts permettraient, vers l'automne, aux disciples de saint Hubert d'honorer leur patron d'une façon digne de lui.

Herbitzheim, Keskastel, Saar-Union, ainsi que les beaux châteaux de Veidesheim et de Bonne-Fontaine, offriraient d'excellents buts de promenade à ceux que 2 lieues de marche ou de voiture n'effraient pas. Pour peu qu'on eût du goût pour la marine, toutes ces excursions pourraient être faites sur le canal.

Une journée suffit pour aller à Sarreguemines et en revenir après avoir visité ses nombreuses fabriques et admiré les artistiques produits de l'immense manufacture de faïence, qui, sous l'habile et énergique direction de M. le baron de Geiger, a conquis une réputation européenne.

Les monuments du moyen âge, les ruines historiques manquent dans les environs de Sarralbe. Cependant on pourrait aller, à quinze kilomètres de Sarralbe, visiter Munster (Meurthe) et son église, construction gothique digne d'être vue. Cette église allait tomber en ruines; les subventions accordées par le gouvernement pour la restauration des monuments historiques tardaient; un simple curé de campagne, sans autre secours que sa foi et sa persévérance, s'est mis à l'œuvre, et, la piété des fidèles aidant, il ne tardera pas à achever son œuvre de restauration, en ce moment déjà bien avancée. En allant faire cette dernière excursion, on s'arrêterait un peu avant d'y arriver, pour visiter un bâtiment ou plutôt un carré de bâtiments d'architecture originale situé sur les bords de la route; une statue de sainte, brillamment dorée, se montre sur le faîte le plus élevé de l'édifice, entourée d'un cercle, où l'on aperçoit les douzes signes du zodiaque: c'est sainte Anne. Le bâtiment est destiné à servir d'asile à la pauvreté et à la vieillesse.

Mais à quoi bon décrire Saltzbronn et ses environs, puisque jusqu'à ce jour ses richesses minérales se perdent sans profit pour personne, par le manque d'une installation qui permette de les utiliser d'une manière convenable? On en expédie au loin les eaux de sa source sulfatée calcique, mais aucun baigneur ne peut venir prendre les bains à la source puisqu'aucune disposition n'a été prise pour le recevoir.

Pourtant, qui sait si dans un avenir prochain les choses ne changeront pas de face ? J'ai confiance, car il est impossible qu'on continue à négliger de tirer parti de ces eaux si riches et si variées dans leurs effets thérapeutiques. — La vérité se fera jour malgré tous les obstacles. Ceux qui hésitent se rallieront à ceux qui ont confiance, et, d'un commun accord, s'élèvera à Saltzbronn un établissement digne de la Société qui l'aura construit, un établissement dont la construction sera un bienfait pour toute la contrée, et alors les sources de Saltzbronn deviendront des sources de santé pour les uns et des sources de richesse pour les autres.

En attendant que cet espoir se réalise, je vais tâcher de décrire les propriétés médicales de l'eau sulfatée calcique, la seule des différentes eaux de Saltzbronn pour laquelle il a été pris des mesures qui permettent de l'utiliser sur une vaste échelle.

Six années de pratique médicale sur les lieux m'ont permis de l'expérimenter bien souvent. Loin de moi la pensée d'en vouloir faire une panacée universelle. Souvent j'ai réussi, d'autres fois j'ai complétement échoué avec elle ; mais, malgré les insuccès qui dépendaient moins de l'eau que des tâtonnements inhérents à l'emploi de tout moyen thérapeutique nouveau, les cas de réussite ont été assez nombreux pour que j'aie pu acquérir la conviction que l'eau de Saltzbronn est douée de propriétés médicales dont l'art de guérir pourrait tirer un parti très-salutaire. Cette conviction, que j'espère faire partager à ceux qui me liront, m'a donné le courage d'entreprendre ce livre, malgré mon peu d'aptitude pour des travaux de ce genre.

Découverte de la source. — Propriétés physiques. — Notions de géognosie.

La découverte de la source, ainsi que je l'ai déjà dit, est due au hasard. La Société de la saline de Saltzbronn, voulant augmenter ses moyens d'exploitation, commença, en 1837, un sondage sur un terrain situé dans l'enceinte de l'établissement, à 222 mètres à l'Est des anciens puits servant depuis longtemps à l'extraction du sel. Lorsqu'on fut arrivé aux premières couches du calcaire coquiller (*Muschelkalk*), à une profondeur de 74^{m},33, on vit subitement jaillir une eau limpide, qui, d'abord très-faible en quantité, se fit remarquer par son abondance dès qu'un blindage, qu'on introduisit dans le trou de sonde, eut atteint la profondeur de 65^m,64. On continua le sondage, mais lorsqu'on fut arrivé à 228^m,77 au-dessous de la surface du sol sans rencontrer de terrain salifère offrant une salure exploitable, on abandonna les travaux d'une manière définitive.

Depuis cette époque, cette source a continué de couler sans interruption et sans avoir paru jamais varier dans son volume d'eau. Ce volume est très-considérable, puisqu'il est de 78^l,18 par minute, soit 4690 litres par heure.

Sa température est de 13°,70. Cette température, quoique supérieure de plusieurs degrés à la température des sources d'eaux potables des environs, n'est pas suffisante pour qu'on puisse la ranger parmi les eaux thermales.

Sa pesanteur spécifique est de 1^{gr},0072.

Elle est d'une admirable limpidité; elle ne perle pas; cependant, si on l'abandonne à elle-même, dans un vase non bouché, on ne tarde pas à voir de petites bulles d'acide carbonique monter lentement à la surface du liquide. A mesure que ces bulles s'échappent, il se forme dans l'eau un petit nuage qui lui communique une légère apparence laiteuse. On hâte la formation de ce nuage en chauffant l'eau. Par le repos, il se dépose sur les parois du vase, s'y attache et l'eau redevient limpide. Ce précipité se forme parce que plusieurs principes salins, notamment des sels de chaux, maintenus en dissolution, grâce à la présence d'un excès d'acide carbonique, deviennent insolubles et se précipitent dès que ce gaz s'est dégagé. Des phénomènes semblables à ceux que nous venons de décrire se produisent dans le bassin dans lequel la source s'écoule, et sont cause de la formation du dépôt jaune brunâtre qu'on remarque sur le fond et les parois de ce bassin.

Si, au lieu d'exposer l'eau à l'air libre, on la recueille dans des vases soigneusement bouchés, rien de pareil ne se produit; car, l'acide carbonique ne pouvant pas se dégager, il ne se forme aucun précipité. A peine remarque-t-on, même après un temps très-long, la précipitation de quelques atomes pulvérulents insuffisants pour troubler la transparence du liquide dans lequel ils nagent. Cette inaltérabilité de l'eau de Saltzbronn, lorsqu'elle a été recueillie dans des bouteilles bouchées et cachetées avec les soins convenables, est précieuse, car elle permet de l'expédier à de très-grandes distances, et de la conserver très-longtemps sans qu'elle subisse aucune altération de nature à lui enlever ses principales propriétés.

Son odeur est nulle, sa saveur un peu salée, légèrement amère. Après qu'on l'a bue, il reste à la bouche un petit goût styptique. Elle se boit facilement, sans nul dégoût ; elle se mêle parfaitement au vin, dont elle n'altère pas la couleur comme beaucoup d'autres eaux minérales, et au lait, dont elle ne coagule pas l'albumine.

Après cette étude sur les propriétés physiques de cette eau, et avant de passer à celle de ses propriétés chimiques, quelques considérations sur la composition des terrains d'où elle tire son origine ne seront peut-être pas sans intérêt[1]. Grâce aux observations faites à Saltzbronn pendant les travaux de forage, on a pu établir d'une manière précise l'ordre de superposition des différentes couches qui se rencontrent lorsqu'on pénètre des parties superficielles du sol vers ses parties profondes. Le tableau ci-dessous résume ces observations :

Terre végétale.
Sable et gravier d'alluvion.
Calcaire à coquilles (muschelkalk).
Gypse et argile salifère.
Anhydrite.
Argile.
Sel gemme mélangé de gypse et d'argile.

Cette dernière couche a été rencontrée dans les différents sondages à une profondeur variant de 230 à 240 mètres. C'est d'elle et de la dissolution du sel gemme qu'elle renferme, qu'émanent les eaux saturées qui servent à la fabrication du sel. Des pompes puissantes, dont l'orifice inférieur du tuyau d'aspiration arrive jusqu'à quelques mètres seulement du fond des puits, servent à

[1] Je dois ces détails sur la composition des terrains à Salzbronn à l'obligeance de M. G. de Thon-Dittmer, directeur gérant de la saline de Salzbronn.

les extraire, en les préservant pures de tout mélange avec les eaux des couches moins profondes. Leur origine peut donc être établie avec la plus grande précision. Il n'en est pas de même pour celle de la source minérale, objet principal de cette étude, quoique de prime abord cela paraisse très-facile. En effet, si on se rappelle que nous avons dit que cette source qui ne fournissait auparavant qu'un très-mince filet d'eau, vint à jaillir avec une grande abondance dès qu'un blindage qu'on introduisit dans le trou de sonde, eut atteint une profondeur de 65m64, on serait tenté d'en conclure qu'elle prend naissance dans les couches correspondant à cette profondeur. Malheureusement pour la solution du problème dont s'agit, ce blindage, dans un but spécial qu'il est inutile de rapporter ici, avait été percé d'un grand nombre de trous sur presque toute sa longueur, de sorte que rien ne prouve que l'eau minérale, au lieu de pénétrer par l'orifice inférieur dans le blindage qui en permet le jaillissement, n'y pénètre pas par des trous latéraux, et qu'au lieu de naître dans les couches du calcaire coquiller, elle ne tire son origine de couches beaucoup moins profondément situées. Cependant, malgré cette cause d'incertitude, je ne crois pas me tromper en faisant naître la source de Saltzbronn des couches géologiques placées immédiatement au-dessus du calcaire coquiller, c'est-à-dire de l'étage inférieur des marnes irisées (*Keuper*). Ce qui vient à l'appui de cette opinion, c'est que, dans ce terrain, on rencontre toutes les substances minérales qui, par une simple dissolution ou par des réactions chimiques peu compliquées, sont de nature à donner naissance à une eau minérale dont la composition chimique serait analogue à celle que les analyses, que nous ne tarderons pas à donner, nous démontrent être celle de la source de Saltzbronn.

En effet, il est reconnu que les couches de marnes irisées, à l'approche du calcaire coquille, alternent avec des couches de calcaire à l'état de *dolomie* (chaux carbonatée magnésifère granulaire), mêlée à de nombreux amas de gypse (sulfate de chaux).

De plus, dans ces mêmes couches inférieures de marnes irisées, on a pu constater, pendant les travaux de forage exécutés à Saltzbronn, l'existence de crevasses remplies d'eaux salées à 7 ou 8°, et par conséquent, bromurées. Enfin, on lit dans le *Manuel de géologie* de V. Leonhard, (p. 455, édit. de 1852), que les couches du terrain keupérien renferment souvent des empreintes de végétaux et de coquillages remplies d'ocre ; qu'elles renferment également des couches de lignite accompagné de pyrites (à Gouherans), et du grès argileux gris ou rougeâtre, parfois, quoique rarement, coloré en vert ou bleu par du carbonate de cuivre[1].

On voit donc que dans ces terrains il se trouve du chlore, du brome, des acides carbonique et sulfurique, du sodium, du potassium, de la chaux, de la magnésie et du fer à l'état d'ocre ou de pyrite, minéral dans lequel on rencontre généralement de l'arsénite de fer, et qu'en outre la présence du cuivre y a été constatée. D'autre part, l'analyse chimique de la source de Saltzbronn, que nous allons donner, démontre que ce sont précisément ces principes diversement combinés entre eux qui constituent la minéralisation de l'eau de cette source. En conséquence, à moins d'admettre que l'opinion qui attribue la composition des eaux minérales à la lixiviation des terrains qu'elles traversent soit fausse, nous croyons parfaitement justifiée l'assertion que nous avons émise ci-dessus : à savoir que l'origine de la source de Saltzbronn doit être placée à l'étage inférieur de la couche des marnes irisées immédiatement au-dessus de la couche du calcaire coquiller.

Propriétés chimiques. — Analyses.

La saveur de cette eau, les effets ressentis par certaines personnes qui en burent par curiosité, les résultats obtenus, à la suite de son administration, par feu M. le docteur Vickel de Sarralbe, attirèrent sur elle l'attention des propriétaires de la saline, et dans le but d'en connaître la composition exacte, ils en firent

[1] Dans les mines de Hallein près de Salzbourg en Autriche on trouve du sel gemme coloré en bleu ou en vert par le cuivre.

faire une première analyse, qui fut exécutée en 1854 dans le laboratoire de M. le professeur Bunsen, de Heidelberg.

Le tableau ci-dessous indique sa composition d'après cette analyse :

	Grammes.
Acide carbonique libre	0,24140, soit en vol. 122cc.
Carbonate de magnésie	0,26360
» chaux	0,09265
» fer	0,00485
Sulfate de magnésie	0,22990
» soude	0,15180
» chaux	2,14490
Chlorure de sodium	1,02701
» potassium	0,15164
Silice	0,00750
Brome	traces.
Acide crénique et apocrénique . .	traces.
Soit	4,97885 par litre.

Tout récemment, une seconde analyse, exécutée avec les plus grands soins par M. le docteur Ritter, professeur agrégé et préparateur en chef des travaux chimiques de la Faculté de médecine de Strasbourg, a fourni les résultats suivants :

	Grammes.
Potasse	0,1020
Soude	1,1400
Chaux	0,9319
Magnésie	0,1596
Oxyde ferreux	0,00315
Cuivre	traces.
Chlore	1,1746
Brome	0,00085
Acide sulfurique	1,685
» crénique	trace.
» apocrénique	trace.
» arsénieux	trace.
» silicique	0,0064
» carbonique	0,3620
	5,25005

On peut admettre, d'après M. Ritter, que ces éléments se trouvent groupés dans l'eau minérale de la manière suivante :

	Grammes.
Chlorure de potassium	0,161
» sodium	1,809
Bromure de sodium	moins de 1 milligr.
Sulfate de soude	0,418
» chaux	2,139
Bicarbonate de chaux	0,132
Sulfate de magnésie	0,217
Bicarbonate de magnésie	0,2708
» fer	0,007
Arsénite de fer	traces.
Cuivre	traces.
Acide crénique et apocrénique . . .	traces.
Silice	0,0064
Acide carbonique libre	0,08785, soit en vol. 53cc.
	5,25005

Afin de ne pas perdre d'acide carbonique, M. Ritter vint lui-même sur les lieux, recueillit avec soin 500 centimètres cubes de cette eau dans un flacon renfermant une solution limpide de chlorure de barium et d'ammoniaque. De cette manière, tout l'acide carbonique fut fixé à l'état de combinaison stable avec la baryte, et ce flacon, hermétiquement bouché, fut emporté à Strasbourg, où l'analyse quantitative fut achevée en laboratoire.

D'autre part, 200 litres d'eau minérale furent évaporés avec tous les soins convenables et réduits à un litre ; c'est ce résidu qui servit aux recherches faites dans le but de constater la présence du brome, de l'iode et de la lithine. Le dépôt vert brunâtre, mélange de matières organiques, d'oxyde ferrique et de carbonate terreux, qui s'était peu à peu fixé aux parois du bassin dans lequel l'eau minérale s'écoule au moment où elle émerge à la surface du sol, fut recueilli et servit aux opérations exécutées dans le but de s'assurer de la présence ou de l'absence de l'arsenic. En opérant avec les soins convenables, M. Ritter put s'assurer que ce métalloïde énergique existe dans l'eau de Saltzbronn à l'état d'arsénite de fer. Il parvint même à obtenir l'anneau caractéristique ; c'est également dans ce dépôt que furent trouvées des traces de cuivre. La présence de ce métal doit-elle, comme le pense M. Ritter, être attribuée à l'action corrosive de l'eau minérale sur les tuyaux de cuivre qu'elle traverse, ou bien faut-il admettre que dans le terrain keupérien de Saltzbronn il y a, comme à Hallein, des minéraux imprégnés de carbonate de cuivre?

Enfin, M. Ritter constata la présence des différentes substances indiquées dans son rapport, et en détermina les quantités par une série d'opérations exécutées selon les procédés habituellement en usage.

Si maintenant nous jetons un coup d'œil sur le tableau ci-dessus, nous voyons que les principes minéraux contenus dans l'eau de Saltzbronn doivent être divisés en deux catégories, savoir :

1° Les sels à base alcaline ou alcalino-terreuse ;

2° Les sels à base métallique et la silice.

Les premiers y existent en quantités notables, suffisantes même pour lui communiquer des propriétés physiologiques promptement appréciables.

Les seconds, quoique doués d'une extrême énergie, ne s'y trouvent qu'en proportions minimes ou simplement à l'état de traces, et il est évident que leur influence n'est que secondaire et inférieure à celle des sels de la première classe.

A ceux-ci revient donc l'honneur de servir à la détermination de la classe dans laquelle devra être rangée l'eau de Saltzbronn, et, suivant les préceptes généralement admis par les auteurs qui se sont occupés des eaux minérales, l'élément électro-négatif prédominant nous servira à établir le genre, et l'élément *électro-positif*, prédominant, à établir l'espèce. Or les proportions d'acide sulfurique et de chaux contenues dans l'eau de Saltzbronn étant notablement supérieures à celles des autres acides et des autres bases, ce sont donc cette base et cet acide, ou plutôt le sel qu'ils forment par leur combinaison, qui devront servir à notre classification. L'eau de Saltzbronn devra être, en conséquence, rangée dans la grande classe des eaux sulfatées calciques.

Le genre et l'espèce d'une eau minérale étant établis, on recherche ordinairement si parmi les substances dont le rôle n'est que secondaire, il ne s'en trouve pas qui, en raison de certaines vertus thérapeutiques spéciales, pourraient lui communiquer quelque propriété nouvelle, modificatrice ou adjuvante des propriétés principales. S'il s'en trouve, on ajoute alors le nom de cette substance, en le transformant en adjectif qualificatif. Parmi les substances secondaires contenues dans l'eau de Saltzbronn, on remarque, en première ligne, le bromure de sodium en quantité suffisante pour que son action thérapeutique ne doive pas être négligée. Nous choisirons en conséquence ce composé pour qualifier l'eau de Saltzbronn, laquelle, en définitive, devra prendre le nom d'*eau sulfatée calcique, bromurée.*

M. le professeur agrégé Ritter, dans les conclusions de son rapport, lui donne le nom de *chloro-bromo-sulfatée.* Cette dénomination peut être bonne pour le chimiste, mais elle a l'inconvénient de négliger complétement les bases, de sorte qu'elle n'apprend rien au lecteur sur les propriétés médicales de l'eau ; c'est pourquoi nous ne l'adoptons pas. Au contraire, si on l'appelle *eau sulfatée calcique bromurée*, l'esprit la rattache de suite à une classe d'eaux minérales à propriétés médicales depuis longtemps connues, et le médecin qui n'en voit que le nom, connaît par cela seul ses principales propriétés.

Dans cette classe se trouve la célèbre source du Pavillon de Contréxeville. L'eau de Saltzbronn présentant une certaine analogie de composition avec celle de cette source, nous allons donner comparativement l'analyse de ces deux eaux.

	SALTZBRONN. (RITTER.) Grammes.		CONTRÉXEVILLE. (OS. HENRY.) Grammes.	
Acide carbonique libre . . .	0,08785		0,0190	
Bicarbonate de chaux. . . .	0,1320	0,4098	0,675	1,101
» magnésie. . .	0,2708		0,220	
» soude. . . .	»		0,197	
» fer. . . .	0,0070		0,009	
Sulfate de chaux	2,1390	2,774	1,150	1,470
» magnésie	0,2170		0,190	
» soude	0,4180		0,130	

	Grammes.		Grammes.
Chlorure de sodium	1,8090	1,970	0,140
» potassium . . .	0,1610		
Bromure de magnésium . . .	pas tout à fait un milligr.		traces.
Cuivre, arsénite de fer . . .	traces.		traces.
Acide crénique et apocrénique .	»		traces.
Silice	0,0064		0,120
Sulfate de strontiane, phosphate	»		indices.
Azotate	»		»

Par l'inspection de ces tableaux on peut facilement se convaincre que Saltzbronn, tout en ressemblant à Contréxeville autant qu'une eau minérale peut ressembler à une autre, présente quelques différences avec elle, différences qui ne lui sont pas défavorables sous le point de vue de la plupart des usages médicaux.

Toutes deux sont froides, peu chargées en acide carbonique et renfermant les mêmes principes salins.

Dans toutes deux, le sulfate de chaux est notablement prédominant, et dans l'une comme dans l'autre il est accompagné d'une certaine quantité de sulfate de magnésie. Une chose digne de remarque, c'est que, à Saltzbronn comme à Contréxeville, les proportions relatives de ces deux sels sont sensiblement les mêmes et qu'il y a dix molécules de sulfate de chaux pour une molécule de sulfate de magnésie. Ce sont là des rapports simples, comme on en remarque dans toutes les dissolutions formées par la nature, alors qu'il n'y a plus simplement mélange, mais véritable combinaison chimique. Il n'est donc pas irrationnel d'admettre une combinaison de ce genre et la formation d'un sulfate double de chaux et de magnésie, véritable sel sélénito-magnésien, dans lequel les propriétés indigestes et parfois trop irritantes du sulfate de chaux paraissent être annihilées; car Contréxeville jouit d'une vieille réputation comme eau amie de l'estomac, et Saltzbronn, si nous en croyons nos observations personnelles, est, malgré l'énorme quantité de sulfate de chaux qu'elle renferme, non-seulement parfaitement tolérée dans la plupart des cas, mais encore d'un usage éminemment favorable à l'accomplissement facile des fonctions de la digestion.

Toutes les deux sont faiblement ferrugineuses et renferment

des traces d'arsenic et un peu de silice. Deux ou trois substances sans aucune importance thérapeutique sont encore vaguement signalées à l'état d'indices dans les eaux de Contréxeville et ne se trouvent pas indiquées dans l'analyse de M. Ritter. Cela peut présenter de l'intérêt pour le chimiste, mais nullement pour le médecin. Après avoir passé en revue les points de ressemblance, signalons maintenant les différences.

Saltzbronn est plus richement minéralisée que Contréxeville; les principes minéraux de la première source étant de 5gr,25005 par litre ; ceux de la deuxième ne sont que de 2gr,9410 par litre.

Saltzbronn possède 0gr,08785 d'acide carbonique libre. Ce gaz, élément important de la digestibilité des eaux, est quatre fois moindre à Contréxeville, où il n'est représenté que par le chiffre 0gr,0190 par litre.

Enfin, Saltzbronn possède des quantités de bromure appréciables, tandis que Contréxeville n'a que des traces de ce puissant agent de la médication fondante.

Une dernière différence importante qui existe entre les deux sources est la suivante:

Contréxeville contient en bicarbonates 1gr,101 ; Saltzbronn n'en contient que 0gr,4098, c'est-à-dire plus que la moitié en moins.

En revanche, Saltzbronn renferme en chlorures 1gr,970 ; et Contréxeville en renferme à peine 0gr,180.

Cela fait que tout en conservant son principal caractère dû à la prédominance du sel sélénito-magnésien, Contréxeville se rapproche plus des eaux alcalines que Saltzbronn, et cette dernière participe des propriétés des eaux salines plus que Contréxeville. Quelles conséquences faut-il déduire de là ?

En France, Contréxeville et Vichy se disputent la prééminence dans le traitement de la gravelle et de la goutte, et il est incontestable que ces eaux comptent de nombreux et brillants succès contre ces douloureuses maladies. Vichy a des eaux alcalines, et c'est aux sels alcalins qu'elle doit presque toutes ses vertus. Si Vichy guérissait tous ses malades ou au moins le plus grand nombre d'entre eux, il est évident que toute eau minérale peu riche ou privée de ces principes carbonatés devrait être exclue du traitement de ces deux incommodes maladies. Mais à côté des succès que de demi-succès, que de revers!

Contréxeville a des eaux où le sel sélénito-magnésien prédomine et dans lesquelles les alcalins ne viennent qu'au second rang. Contréxeville compte peut-être, proportions gardées, plus de succès que Vichy, et sa réputation ne fait qu'augmenter chaque jour. Souvent même on obtient dans cette station balnéaire des guérisons dans des cas où Vichy n'avait eu que des insuccès. Dans ce cas, il est évident que ces heureux résultats doivent être attribués, non pas aux carbonates alcalins, mais bien au sel sélénito-magnésien, et on peut en conclure que ce dernier exerce une action antilithique, antigoutteuse au moins égale à celle des alcalins.

L'action antilithique, antigoutteuse du sulfate de chaux combiné au sulfate de magnésie étant donc prouvée, on peut en conclure que l'eau de Saltzbronn, grâce à ce sel, jouira, à l'instar de Contréxeville, d'une grande efficacité contre les affections goutteuses, la diathèse urique et la gravelle phosphatique. Cependant dans tous les cas, et ces cas sont d'ordinaire bien difficiles à désigner *a priori*, dans tous les cas, disons-nous, qui réclament la médication alcaline, il est évident qu'elles ne vaudront pas Vichy et resteront inférieures à Contréxeville.

Mais que de goutteux et de graveleux où la médication alcaline pure et la médication sulfatée calcique alcaline restent complétement inefficaces; que de malades même où la médication alcaline pure est dangereuse et doit être proscrite sous peine de faire naître les plus graves accidents locaux et généraux et où la médication mixte elle-même ne peut être essayée qu'avec les plus grandes précautions!

Que faire alors? souffrir et se résigner, ou promener le poids de son infortune dans différents établissements balnéaires à la recherche d'une guérison impossible à obtenir? La conduite la plus naturelle à tenir dans ces cas, c'est d'essayer Saltzbronn, car Saltzbronn seule en France, et peut-être à l'étranger, offre à ces malades une eau efficace comme celle de Contréxeville par son sel sélénito-magnésien, sans présenter en même temps, comme cette dernière, les dangers des eaux purement alcalines ou riches en carbonates alcalins et possédant à côté du principe spécifique que nous venons de nommer des chlorures et du bromure en quantité suffisante pour que, par leur action reconstituante sur le sang et leur influence générale sur les phénomènes de la nutrition interstitielle, ces sels puissent concourir, d'une manière efficace, à la production des modifications chimiques ou vitales qui précèdent, accompagnent et suivent la guérison définitive ou temporaire du mal.

Vichy et Contréxeville sont à juste titre célèbres dans le monde médical et dans le monde des baigneurs. Saltzbronn est obscur, inconnu de tous, et les guérisons qui s'y sont produites n'ont, jusqu'à ce jour, trouvé aucun écho pour les porter au loin. Saltzbronn ne veut nullement détrôner ces rivales illustres, son ambition n'est pas si grande, elle n'aspire qu'à conquérir son rang, et elle se contente de dire à ceux qui souffrent de ces cruelles maladies qu'on appelle *goutte* et *gravelle*: «Allez à Vichy, allez à Contréxeville, tant mieux si vous y guérissez; mais si, au lieu d'un soulagement, vous n'y trouvez qu'une déception, venez à moi et essayez mes eaux.»

Notions de thérapeutique sur les principales substances qui entrent dans la composition de l'eau de Saltzbronn.

Une eau minérale étant donnée et l'expérience ayant fait reconnaître qu'elle est douée de propriétés pharmaco-dynamiques particulières, une des premières questions que l'on se pose est la suivante : comment et par quoi cette eau agit-elle ? La réponse à cette question est toute naturelle : toute eau agit par les substances qu'elle renferme. La connaissance de ces substances est donc indispensable, et la connaissance du mode d'agir de chacune d'elles ne l'est pas moins. L'analyse chimique nous a indiqué quelle est la composition de la source de Saltzbronn. Nous allons maintenant procéder à l'étude de l'action pharmaco-dynamique des différents sels qu'elle renferme, et, cette action une fois bien connue, il nous sera facile de nous rendre compte et même de prévoir les effets qu'elle exerce sur l'organisme.

En agissant ainsi, nous ferons comme le mathématicien, qui, en présence d'une machine compliquée, en démonte les rouages, cherche à se rendre compte du rôle que chacun d'eux joue isolément, et qui, cette étude faite, reconstitue d'une main sûre tout l'appareil dont il a saisi le mécanisme en détail.

Dans l'étude des phénomènes de la vie on procède de la même manière. Le scalpel de l'anatomiste met les organes à nu, les isole ; le physiologiste cherche ensuite à en découvrir les usages et le fonctionnement et c'est grâce à des recherches de ce genre que la physiologie est parvenue, dans ces dernières années, à se constituer à l'état de science positive, au lieu de rester ce qu'elle était autrefois, un vaste champ de suppositions et d'hypothèses.

Bien des objections ont été faites à cette manière de procéder, et cela non sans quelque raison. On a dit que souvent on observe par l'usage des eaux, des effets que rien n'avait fait prévoir; que certaines substances, peut-être les plus actives, échappent à l'analyse chimique; que celle-ci indique bien la nature des principes minéralisateurs, mais n'indique rien sur le groupement de ces principes entre eux; qu'il se forme certains composés doubles d'où résultent des propriétés nouvelles; qu'il y a une question de température, d'électricité, un *quid divinum* etc... Toutes ces objections, nous les admettons volontiers, nous admettrons également que la chimie n'a pas encore dit son dernier mot dans cette question ; nous ne nous refuserons pas à croire à certaines guérisons imprévues, surprenantes, que n'explique nullement la composition des eaux où elles se sont produites, mais de tout cela il ne résulte pas moins que le mode de procéder que nous adoptons est, quoique imparfait, le seul rationnel, le seul qui ne se livre pas à un empirisme aveugle, le seul qui dans l'immense majorité des cas permette de prédire avec certitude le mode d'agir d'une eau minérale quelconque, le seul enfin qui puisse servir de guide au médecin lorsqu'il doit indiquer aux personnes qui le consultent quelle est l'eau qui convient le mieux à leur tempérament et à la maladie qu'il s'agit de combattre.

Ceci posé, passons à l'étude des substances qui constituent la minéralisation de la source de Saltzbronn.

Ces substances peuvent être divisées en trois groupes, savoir :

1° Le groupe des chlorures ;
2° » des sulfates ;
3° » des bicarbonates.

A ces trois ordres de substances salines il faut ajouter les sels de fer, les bromures et l'arsénite de fer, principes qui, quoique en petite quantité, sont doués d'une trop grande énergie pour qu'on puisse les négliger.

1er *groupe. Chlorures*. Le type de ce groupe est le chlorure de sodium. Le chlorure de sodium doit être étudié sous deux points de vue, d'abord sous celui de l'action qu'il exerce sur les tissus à la place même où il est appliqué ; en second lieu sous le point de vue de son action sur le sang et sur le système nerveux, lorsque, après absorption, il est entraîné dans le courant de la circulation générale.

Comme agent topique, son application en dissolution concentrée sur la peau est irritante et ne tarde pas à être suivie de rougeur, de douleur, de tuméfaction, et on a même vu l'enveloppe tégumentaire devenir le siége d'une véritable inflammation par suite d'un contact trop prolongé. Il est évident que sur la peau privée de son épiderme protecteur, cette irritation est bien plus vive, bien plus intense et se manifeste très-rapidement. Certaines muqueuses, les muqueuses oculaire et olfactive, participent de l'extrême sensibilité du derme privé de son épiderme, car il suffit de quelques atomes de sel marin pour y faire naître instantanément de la douleur et une irritation très-vive. Mais la muqueuse des voies digestives, habituée par la nature même des fonctions qui ont été départies à l'estomac et aux intestins, à subir journellement le contact des matières alimentaires, est impressionnée bien moins vivement que les précédentes par le chlorure de sodium. Cependant si les doses de ce sel sont un peu considérables, 10 à 20 grammes, l'excitation qui en résulte devient assez forte pour qu'il survienne de vives coliques, des vomissements et d'abondantes évacuations alvines liquides, comme à la suite d'une purgation par un drastique énergique. Si au contraire, les doses ingérées sont faibles et ne dépassent pas 2 à 6 grammes, les effets produits diffèrent complétement des précédents. On ne ressent alors qu'une légère sensation de chaleur à l'épigastre et il ne se développe qu'un certain degré d'excitation vasculaire et nerveuse d'où résultent des mouvements peristaltiques plus énergiques et plus fréquents, une augmentation des sécrétions glandulaires et folliculeuses de l'estomac et des intestins et un appel aux fluides biliaire et pancréatique. Or cette chaleur, conséquence d'un léger degré d'hyperhémie vasculaire, ces mouvements péristaltiques, conséquence de la stimulation nerveuse, ces sécrétions diverses sont des phénomènes qui se produisent physiologiquement chaque fois que des matières alimentaires arrivent dans l'estomac. Ils sont nécessaires, indispensables à l'accomplissement des actes digestifs. Le chlorure de sodium, en en augmentant l'intensité, sans pourtant l'exagérer, rendra donc l'accomplissement de ces actes plus facile, plus prompt et plus complet; de plus, il facilitera le cheminement des produits alimentaires et des résidus digestifs dans les diverses parties du tube intestinal et régularisera l'acte de la défécation, non pas en vertu d'une action purgative qu'il ne possède nullement, mais par suite d'une plus grande force imprimée aux plans musculaires de l'intestin grêle et du gros intestin, dont les contractions lentes et vermiculaires président aux phénomènes de l'exonération.

Action du chlorure de sodium après absorption. Le sang contient une certaine quantité de sel marin : 0gr,421 par 100 grammes paraissent être la quantité normale à laquelle les efforts de l'organisme tendent à ramener ce liquide lorsque, par une cause quelconque, ce chiffre a été dépassé. Aussi, lorsque ce dernier résultat arrive par suite de l'absorption d'une quantité exagérée de chlorure de sodium, il naît aussitôt dans tout l'organisme un effort, véritable travail d'élimination, qui tend évidemment à restituer au sang sa composition normale. Ce travail d'élimination s'exécute par tous les émonctoires du corps : les fèces, les urines, les sueurs, même la salive, les larmes et le mucus nasal sont excrétés avec plus d'abondance, et les produits versés aux dehors sont plus chargés de sel marin que d'habitude. Neuf heures de ce travail suffisent pour expulser l'excès de chlorure de sodium. Cependant, lorsqu'on a absorbé pendant un temps assez long des doses plus que physiologiques de sel marin, l'effort éliminatoire ne tarde pas à devenir insuffisant; une certaine quantité de sel reste dans le sang, s'y accumule peu à peu et finit par amener de profondes modifications dans la composition de ce liquide. Ces modifications ont surtout été mises en évidence par les expériences du docteur Plouvier, de Lille. Pour ne pas trop allonger ce paragraphe, nous nous bornerons à donner les conclusions auxquelles cet observateur est arrivé. Le chlorure de sodium agit sur le sang :

1° En en diminuant la proportion d'eau ; ce qui s'explique par ce que, pendant l'ingestion du sel marin, la diurèse est énergiquement excitée et que par conséquent les parties aqueuses sont éliminées d'une façon exagérée.

2° En en dissolvant la fibrine et l'alumine. C'est là une propriété purement chimique du chlorure de sodium, propriété dont l'exagération a parfois amené des maladies graves, le scorbut par exemple, qui se remarque chez les marins après une longue traversée, alors que pendant tout ce temps ils n'ont respiré qu'une atmosphère saline et ne se sont nourris que d'aliments fortement salés.

3° En favorisant la formation des globules sanguins. Cette action favorable du chlorure de sodium sur la genèse cellulaire ne se remarque pas seulement sur les globules sanguins, mais encore sur les globules du lait, sur les globules purulents et sur les globules épithéliaux.

4° En facilitant d'une façon remarquable l'hématose, acte indispensable par lequel le sang veineux devenu impropre à la régénération des tissus devient artériel, c'est-à-dire acquiert les qualités nécessaires à cette régénération. Le sel est donc un auxiliaire de haute importance dans l'acte intime de l'assimilation et de la désassimilation.

Une question importante encore à résoudre est la suivante : de quelle manière un sang ainsi surchargé de chlorure de sodium impressionne-t-il les centres nerveux ? Pour peu qu'on réfléchisse à l'action topique du sel sur les expansions nerveuses périphériques et qu'on se rappelle certaines expériences de laboratoire, consistant à appliquer un grain de sel sur la moelle épinière d'une grenouille, on n'hésitera pas à répondre que cette impression est évidemment excitante. Or exciter les centres nerveux, c'est augmenter leur activité et par suite imprimer une vive et durable impulsion à toutes les actions organiques qui se passent dans le corps de l'être animé. Le chlorure de sodium agissant dans ce sens, il s'ensuit qu'on doit le considérer comme un médicament dont l'administration a pour effet final l'augmentation de toutes les forces vives de l'organisme.

2e *groupe. Sulfates alcalins.* Leur action topique, qu'elle ait lieu sur la peau revêtue de son épiderme ou sur les membranes muqueuses, n'est nullement irritante et ne provoque jamais les phénomènes irritatoires dont nous avons parlé à propos des chlorures; aussi emploie-t-on fréquemment dans les ophthalmies superficielles des collyres au sulfate de soude, et dans l'entérite folliculeuse, alors même qu'une phlegmasie plus ou moins vive a atteint les intestins, administre-t-on sans crainte et sans provoquer d'accidents, de très-fortes proportions de ces sulfates. La propriété la plus caractéristique, la plus immédiatement évidente des sulfates alcalins, c'est la propriété purgative. Nous venons de voir que les chlorures provoquent également des évacuations alvines abondantes lorsqu'ils sont donnés à une dose un peu forte, mais s'ils purgent, c'est par suite d'une irritation, presque d'une inflammation qu'ils font naître dans le tube intestinal, tandis que rien de semblable n'a lieu avec les sulfates; ils purgent sans irriter et probablement uniquement d'une façon mécanique par l'abondance des liquides séreux dont, par leur sapidité, ils provoquent l'afflux dans les cavités splanchniques. A petites doses, cette action purgative existe encore, mais elle est plus faible et parfois elle manque complétement. Cependant comme, même dans ce cas, les sulfates continuent, par leur sapidité, à provoquer les sécrétions gastriques, et que d'autre part, ils exercent, grâce à leurs propriétés chimiques, une action dissolvante sur les matières albuminoïdes des aliments, on devra les ranger dans la classe des substances dont l'usage facilite l'acte digestif. Après leur absorption par les veines et leur passage dans le sang, les sulfates exercent une action qui ressemble beaucoup à celle des chlorures. En effet, comme ces derniers :

1° Ce sont des dissolvants des matières albuminoïdes concrètes, dont la stagnation dans les mailles des tissus est la cause la plus fréquente de leur engorgement.

2° Ils augmentent la fluidité du sang en maintenant l'albumine et la fibrine dans un état de semi-dissolution.

3° Ils favorisent la formation des globules rouges.

4° Ce sont des agents favorables à l'hématose (Béclard, *Phys.*, p. 370) et par conséquent des auxilliaires de la nutrition.

5° Enfin, comme pour les chlorures, leur présence et leur accumulation dans le sang provoquent dans tout l'organisme un effort d'élimination par suite duquel les diverses excrétions et surtout l'excrétion urinaire se trouvent notablement accrues.

Mais un caractère par lequel ils diffèrent complétement des chlorures, c'est leur action sur les centres nerveux. Nous venons de voir que les chlorures sont des stimulants énergiques ; les sulfates agissent dans un sens diamétralement opposé ; ce sont des tempérants et des agents de sédation. Leur administration, même lorsque la purgation ne se produit pas, est constamment suivie d'un ralentissement du pouls, d'une espèce de détente générale, parfois d'un sentiment de lassitude qui indique évidemment une dépression de l'influx nerveux. Quand, en même temps, il se produit quelques évacuations, ces phénomènes augmentent, et parfois il en résulte un affaissement tel qu'on est obligé de suspendre l'emploi du remède. A quoi faut-il les attribuer ? Est-ce à l'impression produite sur les nerfs encéphaliques et rachidiens par par un sang contenant une forte proportion de sulfates alcalins ? Cela est possible. Mais on pourrait aussi les attribuer à une autre cause. Tout le monde sait que les sulfates se décomposent dans le sein de l'organisme et qu'il s'y forme des sulfures, lesquels, au contact de l'eau et du carbone, se tranforment en carbonates et en acide sulfhydrique. Or ce gaz est un stupéfiant énergique (voy. Trousseau) dont la présence dans le sang suffirait pour donner la raison de l'action calmante dont il s'agit.

Quoi qu'il en soit de cette explication, constatons cette dernière propriété des sulfates, laquelle est importante et se trouve directement opposée à celle des chlorures.

Sulfate de magnésie. Il possède des propriétés identiques à celles du sulfate de soude, et tout ce que nous venons de dire de l'un de ces sels s'applique exactement à l'autre; mais en est-il de même du sulfate de chaux, qui existe dans l'eau de Saltzbronn en quantité notable et supérieure à celle des autres sulfates?

Sulfate de chaux. C'est un de ces sels fort répandus dans la nature et dont l'histoire physiologique présente de bien nombreuses lacunes. Anciennement, on le regardait comme une substance toxique, témoin Procule qui, d'après Pline, se serait empoisonné avec du gypse, et l'empereur Emmanuel qui s'en serait servi, en le mélangeant avec du blé, pour détruire une armée ennemie. Hozoere indique comme symptômes de cet empoisonnement des étouffements, la saillie des yeux et des lipothymies. On expliquait ces effets délétères en disant qu'il se prend en masse, absorbe les matières liquides des tissus, en bouche les pores et amène un trop grand refroidissement. Le sulfate de chaux a disparu avec raison des traités de toxicologie moderne. Toute poudre inerte et poreuse, ingérée en quantité suffisante, produirait des effets mécaniques semblables.

Le sulfate de chaux n'est que faiblement soluble dans l'eau pure, mais la présence de l'acide carbonique libre, celle des chlorures et des sulfates de soude et de magnésie augmente notablement sa solubilité. Lorsqu'il se trouve seul, même en faible quantité, dissous dans l'eau, il communique à celle-ci des propriétés fâcheuses: ainsi une eau qui renferme du plâtre passe à juste titre pour être indigeste, et son usage un peu prolongé provoque des irritations intestinales et de la diarrhée. Cela provient moins d'une action topique réellement irritante, que de la propriété qu'ont ces eaux de contracter avec les matières grasses et les substances alimentaires albuminoïdes des combinaisons insolubles, dont la digestion devient très-difficile, sinon impossible, et qui agissent comme corps étranger snr le tube digestif.

Mais les choses se passent tout autrement quand, à côté d'une quantité de sulfate de chaux même très-considérable (2 grammes), il existe dans l'eau de l'acide carbonique, du chlorure de sodium et surtout des sulfates de soude et de magnésie. J'ai déjà dit que la présence de ces principes augmente notablement la solubilité du sulfate de chaux; ils empêchent également la formation des combinaisons albumino-gypseuses ou les redissolvent si elles se sont formées. Enfin, indépendamment de l'action adjuvante favorable de tous ces principes salins, il y a très-vraisemblablement, ainsi que je l'ai déjà fait remarquer, combinaison chimique entre le sulfate de chaux et le sulfate de magnésie, et formation d'un sel double sélenito-magnésien, dans lequel plusieurs des propriétés fâcheuses du sulfate de chaux se trouvent évidemment annihilées. Cela explique comment les eaux ordinaires, faiblement séléniteuses, peuvent être indigestes et malsaines, alors que la plupart des eaux minérales fortement chargées de sulfate de chaux sont au contraire douées de remarquables propriétés digestives, exemple les eaux de Contréxeville, de Vittel et de Saltzbronn. La plupart de ces eaux, pour peu que la minéralisation soit un peu forte, sont également douées de propriétés doucement purgatives, effet que ne suffirait pas à expliquer la présence des faibles quantités de sulfate de soude ou de magnésie qu'elles renferment; on est donc amené à admettre que le sulfate de chaux ou le sel sélénito-magnésien contribue, pour une bonne part, à cette action évacuante. Ces eaux sulfatées calciques sont, en outre, toutes diurétiques; de plus, les auteurs qui en parlent s'accordent pour leur attribuer une action antiphlogistique et sédative sur les organes sécréteurs et excréteurs des urines, ainsi que sur les organes de la génération. Il est évident que cette action est due à la présence d'une forte proportion de sulfate de chaux, sans quoi elle ne serait pas l'apanage de la généralité des eaux de cette classe.

Quelle action le sulfate de chaux exerce-t-il sur la composition du sang, sur l'acte de l'hématose, sur le mouvemement de nutrition? Ici, j'avouerai que je n'ai trouvé nulle part des expériences qui me permettent de répondre à ces questions. Il est probable qu'il agit dans le sens des autres sulfates et que son action est favorable au mouvement de composition et de décomposition, sinon des tissus en général, au moins des tissus osseux, car étant décomposé au sein de l'organisme, la chaux mise en liberté par cette décomposition se présente, à l'état naissant, à l'acte de la nutrition interstitielle, d'où résulte la rénovation du système osseux.

Carbonates de chaux et de magnésie. Ce sont des sels dont l'élément électro-négatif est doué d'affinités peu puissantes, de sorte qu'il est déplacé par les acides les plus faibles. Leur utilité dans certaines affections des voies digestives est incontestable, car ils saturent les acides qui se sont développés dans ces voies. Leur action topique sur la muqueuse stomacale est légèrement stimulante. A titre de sels alcalins, ils jouissent de propriétés dissolvantes énergiques sur les produits albuminoïdes et sur la fibrine du sang. Aussi lorsque, à la suite de certains états morbides, des organes se trouvent engorgés, ils concourent puissamment à la résolution de cet engorgement. Ils rendent la bile plus fluide, préviennent par là la formation des calculs biliaires, et, formant, avec les produits acides et insolubles, des combinaisons solubles, ils mettent obstacle à l'agglomération des dépôts cristallins qu'on remarque parfois dans certains conduits excréteurs.

Bromure de magnésium. Le bromure de magnésium jouit de propriétés résolutives énergiques. Son action est plus faible que celle des iodures; mais il possède sur ces derniers l'avantage de produire, sur les expansions nerveuses périphériques, une action stupéfiante qui a souvent pour résultat de diminuer ou d'abolir la douleur longtemps avant que le mal disparaisse. C'est là une vertu précieuse, qui rend souvent d'éminents services aux infortunés atteints d'affections longues et douloureuses. C'est un anaphrodisiaque assez puissant, et de récentes observations ont prouvé qu'il exerce une action sédative énergique sur le cœur et antispasmodique sur l'organe cérébral, au point qu'il a été préconisé comme remède souvent efficace dans l'épilepsie et surtout dans l'hystérie convulsive.

Bicarbonate de fer. Médicament puissamment tonique, qui favorise la formation des globules rouges du sang, et est regardé comme le spécifique de la chlorose et de l'anhémie. Il est d'un emploi excessivement répandu, car il est administré dans la plupart des maladies chroniques, chaque fois qu'on cherche à relever les forces nerveuses, à rendre au sang sa composition normale et à reconstituer l'organisme déprimé. Il agit sur les appareils digestifs comme un stimulant énergique; mais son usage prolongé a l'inconvénient d'amener des constipations souvent opiniâtres.

Arsénite de fer. Poison redoutable pour peu que la dose en soit un peu élevée, remède énergique et efficace dans plusieurs affections chroniques lorsqu'il est administré avec les précautions convenables. On s'en sert dans les fièvres intermittentes rebelles, dans certaines maladies cutanées, dans quelques affections pulmonaires, notamment la phthisie, et il a surtout été reconnu comme utile contre plusieurs affections nerveuses de l'estomac. Il n'existe qu'à l'état de traces dans l'eau de Saltzbronn, mais son action sur le corps humain est tellement puissante qu'on ne peut pas la regarder comme inerte, quelque minime qu'en soit la dose.

Notions générales sur les propriétés physiologiques de l'eau de Saltzbronn, déduites de sa composition chimique.

L'eau de Saltzbronn est une des plus richement minéralisées parmi les eaux sulfatées calciques. D'après la première analyse qui en a été faite, elle renferme 4gr,97385 de principes salins par litre; d'après l'analyse de M. le docteur Ritter, ce chiffre même est trop faible, car il y a trouvé 5gr,25005 de substances minérales. Ce dernier chiffre se subdivise de la manière suivante :

	Grammes.	
	2,774	de sulfates.
	1,970	de chlorures.
	0,4028	de bicarbonates.
Total. . .	5,1468	
et il ne reste que . . .	0,10325	pour toutes les autres substances réunies.
Total général . .	5,25005	

A l'aspect de ces chiffres, il devient évident que c'est aux sulfates, aux chlorures et aux bicarbonates que l'eau de Saltzbronn devra sa physionomie propre, et que les autres sels ne viendront qu'en seconde ligne à titre de légers modificateurs ou d'adjuvants de l'action principale.

De plus, en raison de la forte prédominance des sulfates sur les chlorures et les bicarbonates, on n'hésitera pas à leur accorder le principal rôle. C'est déjà pour ces motifs que l'eau de Saltzbronn a dû être rangée dans la classe des eaux sulfatées.

Propriétés toni-digestives. Nous venons d'établir, dans le paragraphe précédent, que toutes les substances qui entrent dans la composition de l'eau de Saltzbronn, depuis le chlorure de sodium jusqu'à l'acide arsénieux, sont douées de propriétés éminemment favorables aux phénomènes vitaux et chimiques de la digestion, que le sulfate de chaux seul peut, dans certaines circonstances, agir dans un sens défavorable, mais que par son mélange avec les chlorures, les sulfates, et grâce à la présence de l'acide carbonique, cette propriété fâcheuse se trouve annihilée. Il est donc évident que l'eau de Saltzbronn jouira au plus haut degré des propriétés communes à tous ses principes minéralisateurs, c'est-à-dire qu'elle devra être considérée comme une eau dont l'usage aura pour conséquence de tonifier les viscères splanchniques, d'augmenter les sécrétions qui leur sont propres, de faciliter les mouvements péristaltiques, d'où résultent le mélange des matières alimentaires et leur progression dans le canal intestinal; de concourir à la dissolution de certaines de ces matières; en un mot, d'exercer une influence générale favorable à l'accomplissement de tous les phénomènes dont la succession constitue l'acte complet de la digestion. En favorisant ainsi la digestion, l'eau de Saltzbronn excite l'appétit, dissipe les pesanteurs et les lourdeurs épigastriques qui suivent parfois les repas, ainsi que la torpeur et la somnolence qui accompagnent fréquemment les digestions difficiles et longues.

Il est évident, d'après cela, que dans certains cas d'atonie digestive primitive, pendant la convalescence de n'importe quelle maladie, dans plusieurs formes de dyspepsie, chaque fois, en un mot, qu'il y aura lieu de relever les forces de l'organe digestif, l'eau de Saltzbronn devra être essayée et produira généralement de bons résultats. Ce n'est pas une eau à propriétés toniques générales à la façon des eaux ferrugineuses ou chlorurées sodiques pures; cependant on conçoit qu'administrée convenablement, elle produira indirectement des effets toniques, puisque, en favorisant la nutrition et en relevant l'action digestive, elle permettra une alimentation plus réparatrice, dont les conséquences inévitables seront de produire une augmentation des forces de l'organisme. Mais on ne devra pas oublier que, pour que les chlorures et les sulfates exercent simplement l'action toni-digestive et que pour qu'ils ne deviennent ni irritants ni purgatifs, ils doivent être administrés à petites doses. Il s'ensuit nécessairement que l'eau de Saltzbronn dans les mêmes circonstances ne devra être prise qu'avec beaucoup de modération.

De plus, comme l'action topique de la plupart de ces principes sur la muqueuse digestive est stimulante et même légèrement irritante, on devra mettre une extrême réserve dans l'emploi de cette eau, chaque fois que l'estomac sera très-irritable, comme dans certains cas de gastralgie ou de gastrite chronique. Souvent même, dans certains cas, l'usage de l'eau de Saltzbronn sera formellement contre-indiqué.

Propriétés purgatives. Les sulfates alcalins et alcalino-terreux jouissent de la propriété purgative à un haut degré. Ces sels sont précisément ceux qui prédominent dans l'eau de Saltzbronn ; on peut donc hardiment affirmer que l'eau de Saltzbronn purgera, pour peu qu'on en ingère une quantité suffisante. Les chlorures, dont l'action topique provoque les contractions intestinales péristaltiques et l'afflux des secrétions muqueuse, bilieuse et pancréatique, favorisent l'action purgative, car, par cette action, ils sollicitent la progression des résidus alimentaires dans le tube digestif. Les sulfates purgent d'une manière douce sans irriter; mais ces purgations répétées ne tarderaient pas à être suivies d'un relâchement de la tonicité des tuniques intestinales et d'un état fâcheux de faiblesse et d'atonie des plans musculeux des viscères si la stimulation produite par le chlorure de sodium et l'effet astrictif et tonique exercé par le carbonate ferreux, l'arsenic et la silice que cette eau renferme, n'empêchaient pas ces effets débilitants de se manifester. On peut même admettre que, grâce à la présence de ces derniers sels, l'eau de Saltzbronn purge en tonifiant les viscères splanchniques. Elle doit donc être rangée dans la classe des toni-purgatifs. Son action sera du genre de celle de la rhubarbe, mais son administration n'aura pas, comme celle de cette dernière substance, le défaut de produire des constipations consécutives fort désagréables.

Produisant ces effets purgatifs, sans irriter les intestins; en les tonifiant, au lieu de les affaiblir, et sans troubler aucun autre organe, l'eau de Saltzbronn pourra être administrée sans crainte pendant un temps fort long, presque indéterminé. Les effets qui résulteront de cette administration prolongée seront les suivants:

1° Expulsion plus fréquente des matières contenues dans le tube digestif. Avec ces matières seront entraînés les sérosités liquides, les produits muqueux (sabures), les principes parfois putrides, les détritus de la desquamation épithéliale, de la bile et du liquide pancréatique. Ce sont là, pour la plupart, des produits excrémentitiels, c'est-à-dire des résidus devenus étrangers à la substance du corps et impropres à la nutrition. L'expulsion de ces matières ne peut être qu'avantageuse à la santé, car, par un séjour trop prolongé dans le tube intestinal, elles pourraient en provoquer l'inflammation, ou bien occasionner des maladies générales fort graves si, reprises par la résorption, elles occasionnaient une infection putride du sang.

2° Appel énergique et afflux abondant des parties liquides, sérum du sang, bile, suc pancréatique, vers les cavités abdominales. Par là, le sang diminue en volume, c'est une espèce de saignée qui ne porte que sur les parties aqueuses, et il en résulte une action antiphlogistique souvent très-efficace dans certaines inflammations chroniques (maladies cérébrales, oculaires et cutanées etc.) et une révulsion qui peut avoir pour effet de dégager certains organes congestionnés (tête, cœur, poumons etc.)

Ce mode de procéder offre, sur la saignée, le grand avantage de ne pas dépouiller le sang de ses principes essentiels (fibrine, globules), puisqu'on n'en soustrait que les parties aqueuses; on peut donc y recourir avec continuité et persévérance.

L'appel fait à la bile a pour conséquence d'en augmenter la sécrétion, et par conséquent d'activer le fonctionnement du foie. Étant sécrétée avec plus d'abondauce, la bile reste plus fluide, elle passe en plus grande quantité par le canal cholédoque et le conduit cystique, et s'il y avait déjà quelques dépôts de calculs, soit dans la vésicule biliaire, soit dans l'un ou l'autre de ces conduits, il y aurait beaucoup de probabilité qu'ils seraient dissous ou entraînés dans le duodenum.

3° Action topique sur la muqueuse intestinale légèrement stimulante, d'où suractivité de la circulation capillaire de ces plans membraneux. L'augmentation de la circulation capillaire a pour conséquence de rendre l'absorption digestive plus active. Il en résulte un sentiment qui nous porte à fournir à l'absorption les matériaux alibiles en plus grande quantité que de coutume, c'est-à-dire que l'appétit s'en trouve accru, et que finalement la nutrition devient plus active et que les forces générales augmentent.

De plus, l'activité imprimée à la circulation capillaire se propage aux rameaux et aux troncs veineux. Par là, les stases sanguines des veines abdominales (hémorrhoïdes, pléthore abdominale) se dissipent, et l'engorgement ou la congestion des organes parenchymateux qui en résulte souvent (engorgement du foie, congestion des reins, de la rate, du pancréas) est sollicité dans un sens favorable à la guérison.

Action diurétique. Les chlorures, les sulfates et les bicarbonates, le fer et l'arsenic favorisent la diurèse. Impossible donc de ne pas accorder à l'eau de Saltzbronn d'énergiques propriétés diurétiques.

Mais il est évident que, pour que ces propriétés puissent se manifester, il faut que les effets purgatifs ne soient pas trop prononcés, sans quoi presque toute, sinon toute l'eau minérale ingérée, serait expulsée avec les selles, et l'absorption étant nulle, les principes minéraux et les parties aqueuses n'ayant pas pu se mêler au sang, l'effort éliminatoire général qui résulte de ce mélange, ainsi que la stimulation spéciale des reins, n'auront pas lieu.

Ceci posé, admettons maintenant que, les effets purgatifs étant peu intenses, les effets diurétiques soient considérables, et voyons ce qui en résultera.

Les reins, dans ce cas, recevront une vive stimulation.

Dans toutes les glandes, deux sortes de phénomènes physiologiques sont à considérer; en premier lieu, les phénomènes en vertu desquels s'accomplissent les actes nutritifs dans ces parenchymes, comme dans les autres tissus; et en second lieu, les phénomènes spéciaux qui président aux sécrétions. Sous l'influence stimulante du premier ordre, l'activité nerveuse s'accroîtra, la circulation capillaire deviendra plus rapide, et les actes nutritifs s'exécuteront avec une plus grande énergie. Il en résultera que si la substance rénale était le siége d'un engorgement atonique, d'une hyperhémie passive, et même d'une phlegmasie chronique, cette impulsion aurait pour conséquence de favoriser d'une manière remarquable la résolution de ces états morbides. L'eau de Saltzbronn pourra donc être utilement employée dans le traitement de plusieurs affections rénales.

Sous l'influence stimulante du deuxième ordre, une très-grande quantité de liquides extraits du sang et présentant la composition de l'eau minérale elle-même, passera par les tubes urinifères, le bassinet, les calices, l'uretère, et arrivera jusque dans la vessie, où sa présence ne tardera pas à provoquer des contractions qui auront pour effet son expulsion définitive du corps. Or le passage de cette masse de liquide à travers toute la filière des voies urinaires ne se fera pas sans amener, dans ces voies, des modifications importantes; ces liquides, en effet, agiront mécaniquement par leur masse, entraînant avec eux les produits accidentels qui peuvent séjourner dans ces canaux, et de plus, chargés de sels doués de propriétés excitantes, résolutives ou astringentes, ils agiront sur les muqueuses qui tapissent ces conduits de la même manière qu'un collyre agit sur la muqueuse de l'œil, c'est-à-dire que, si ces membranes sont le siége d'une inflammation chronique, d'une affection catarrhale ou d'un boursouflement atonique, l'irritation substitutive, produite par le passage de l'eau minérale, sera éminemment favorable à la guérison.

Cette diurèse abondante a encore pour effet immédiat de provoquer la concentration du sang par soustraction de ses parties séreuses. Des purgations répétées agissent également dans le même sens. Dans le paragraphe précédent, j'ai comparé cette action à celle d'une saignée, et j'en ai tiré quelques déductions thérapeutiques. Les propriétés diurétiques complètent donc sous ce rapport les propriétés purgatives, et l'eau de Saltzbronn, qui les possède toutes deux, devra être considérée dans certains cas comme un antiphlogistique puissant et un énergique agent de révulsion.

Examinons maintenant un peu l'influence que, par suite des propriétés que nous venons de passer en revue, cette eau exercera sur la nutrition; mais auparavant un mot de physiologie :

La vie ne s'entretient que par un échange continuel entre les molécules qui entrent et les molécules qui sortent du corps. Les premières sont fournies par les aliments. Les transformations que font subir à ceux-ci les fonctions digestives, l'élaboration à laquelle ils sont soumis lors de leur passage à travers le foie, ainsi que leur oxygénation par la respiration, ont pour but de les rendre propres à être livrées à l'absorption interstitielle pour concourir à la nutrition et à la rénovation des divers tissus qui composent tout corps organisé et vivant. En un mot, les aliments, matière morte, subissent une série de métamorphoses chimiques, après lesquelles ils sont assimilés et transformés en substance vivante.

Les molécules qui sortent se trouvent dans tous les produits d'excrétion : exhalations pulmonaires, exhalations sudorales, perspiration cutanée, urines, selles, salive, mucus nasal, larmes, desquamation épithéliale, etc. Ce sont là les véhicules gazeux, liquides ou solides, qui contiennent les atomes de notre propre substance, dont le rôle est terminé, atomes naguère vivants, maintenant morts et livrés à la décomposition putride. Tout ce qui vit, tout ce qui respire est soumis à ce double courant, l'un afférent et l'autre efférent, dont le premier a pour résultat l'assimilation ou la composition, et le second, la désassimilation ou la décomposition des tissus du corps.

Quand le premier courant l'emporte, il y a excès des recettes sur les dépenses ; le corps en général, et ses organes en particulier, augmentent en volume et en poids. Cela arrive d'une façon normale chez l'enfant pendant toute la période de croissance, chez l'individu qui engraisse ou devient obèse, et chez le convalescent qui reprend des forces. En administrant l'eau de Saltzbronn de manière à ne développer que ses propriétés toni-digestives, on augmentera l'intensité du courant afférent, car en relevant les forces digestives de l'estomac, on excitera l'appétit, d'où résultera la nécessité d'une alimentation plus abondante, sans qu'on augmente en même temps le courant efférent, puisque, dans ce cas, l'eau n'agit pas sur les excrétions. De sorte que, sans que l'eau minérale soit un tonique général, un corroborant, on pourra produire avec elle des effets puissamment reconstituants.

Quand, au contraire, le deuxième courant devient prédominant, il y a excès des dépenses sur les recettes, et pour conséquence, amaigrissement et déperdition des forces. C'est ce qui arrive physiologiquement chez le vieillard qui décline, et anormalement, par suite d'une nutrition insuffisante, d'un travail exagéré ou d'un état morbide grave. Cela arrivera encore, lorsque, dans un but thérapeutique, on administrera l'eau de Saltzbronn de façon à produire les effets diurétiques ou purgatifs, car par là on augmentera l'énergie des deux principaux agents du mouvement de désassimilation. Dans ce cas les résultats obtenus seront contraires aux résultats ci-dessus indiqués, et si on a bien compris ce que je viens de dire, la proposition suivante : « Avec l'eau minérale de Saltzbronn, on peut faire engraisser les gens maigres et diminuer l'embonpoint des gens obèses, » ne paraîtra pas aussi paradoxale qu'on serait tenté de le croire.

Quand il y a équilibre entre les deux courants, il y a aussi équilibre entre les recettes et les dépenses, et l'individu chez lequel ceci arrive n'augmente ni ne diminue en poids ou en volume. Cela ne se voit guère que chez l'homme adulte et bien portant, et seulement pendant cette courte période qui suit l'instant où il est arrivé à l'apogée de ses forces, et qui précède celui où il commence à décliner. Équilibre ne veut pas dire arrêt du mouvement de composition et de décomposition qui s'accomplit constamment dans tout être vivant; cela signifie seulement que le remplacement des parties se fait au fur et à mesure que ces parties se détruisent, de sorte que, dès qu'une molécule disparaît, une autre en vient prendre la place. La rapidité de ces échanges varie sur les différents tissus du corps. L'épithélium se renouvelle au bout de quelques heures, le sang et les humeurs se renouvellent en peu de temps; pour d'autres tissus, les os, les nerfs, le cartilage, il faut des années.

La vie de l'homme suffit-elle pour un renouvellement intégral de toute sa matière ? On n'en sait rien, mais ce qui est certain, c'est que la majeure partie de la substance qui compose le corps du vieillard n'est plus la même que lorsqu'il était enfant; ce qui est certain encore, c'est qu'on active ce renouvellement par la marche, les veilles, et des exercices corporels un peu violents; et qu'on le ralentit par une vie calme, le repos et un sommeil trop prolongé. Avec l'eau de Saltzbronn, on peut également, sans détruire l'équilibre, accélérer cette métamorphose de notre substance, en ayant soin, pendant qu'on les administre de façon à accélérer par les évacuations produites le courant efférent, d'imprimer en même temps une accélération pareille au courant afférent au moyen d'une alimentation convenablement réglée. Alors il n'y aura ni augmentation ni diminution de volume apparent du corps, quoique le mouvement de la rénovation ait reçu un accroissement notable de vitesse.

Les déductions thérapeutiques à déduire de là sont importantes surtout dans le traitement des diathèses.

Les diathèses sont des maladies générales, dans lesquelles on admet l'existence d'un principe morbide particulier, imprégnant tous nos tissus et toutes nos humeurs. Ce principe reste souvent à l'état latent, mais de temps en temps il a des recrudescences, et manifeste sa présence par des altérations variables plus ou moins graves. Aussi longtemps que la diathèse existe, il n'y a pas de sécurité pour celui qui en est atteint, car il est sans cesse sous la menace d'accidents, dont la gravité est fréquemment très-grande.

Quelque soit le traitement employé, même malgré l'usage de certains médicaments prétendus spécifiques, et qui s'adressent en réalité moins à la diathèse qu'aux lésions locales qui en sont la conséquence, les diathèses sont des maladies toujours de très-longue durée, difficiles à guérir. Elles guérissent fréquemment chez l'enfant, quelquefois chez l'adulte, jamais chez le vieillard. C'est que pour obtenir la guérison, il faut que nos tissus et nos humeurs imprégnés du poison morbifique soient renouvelés en totalité. Or, cette rénovation n'a plus lieu chez le vieillard, elle est lente chez l'homme parvenu à un complet développement, et ce n'est que chez l'enfant qu'elle s'opère avec énergie. Solliciter ce mouvement de rénovation, le hâter autant que faire se peut, est évidemment faire de la médication rationnelle. L'eau de Saltzbronn, employée comme je viens de l'indiquer, agit énergiquement dans ce sens, et le médecin trouvera en elle un agent thérapeutique précieux dans le traitement de plusieurs affections diathésiques. Les principales diathèses sont les diathèses scrofuleuse, tuberculeuse, syphilitique, rhumatismale, goutteuse et urique.

Action sur le sang. Si on se rappelle ce que nous avons dit à propos des chlorures, des sulfates et des carbonates, on sera convaincu qu'après une administration d'une certaine durée, 'eau de Saltzbronn exercera des modifications profondes aussi .ien sur la constitution physique que sur la composition chimique du sang. Ces modifications, qui sont la conséquence de l'accumulation de ces principes salins dans l'organisme, sont évidemment identiques à celles que nous avons passé en revue lors de l'étude particulière que nous avons faite de chacun de ces principes.

Une des plus importantes de ces modifications est celle qui atteint le sang dans la constitution physique en en diminuant la viscosité par suite d'une action dissolvante exercée sur la fibrine et les principes albuminoïdes. Le sang devenu plus fluide, circule plus facilement qu'auparavant dans les veines, et sa tendance à former des stases et à produire des engorgements en est notablement diminuée. Une seconde modification importante, c'est l'augmentation de la richesse saline du sang. Les chlorures, les sulfates et les carbonates alcalins et alcalino-terreux en excès, après avoir exercé l'action fluidifiante ci-dessus mentionnée sur les principes coagulables du sang, continuent à exercer la même action partout ou la circulation les porte, et là où ils rencontreront de ces principes, soit à l'état encore liquide, soit déjà à l'état concret, ils tendront à empêcher les coagulums de se former et à redissoudre ceux qui existent. Nous avons déjà dit que la plupart des engorgements parenchymateux encore susceptibles de guérison n'ont pas d'autre origine que des dépôts de cette nature dans les mailles des tissus. Cette propriété dissolvante sera donc éminemment favorable à la résolution de ces engorgements.

Une dernière modification, peut-être celle dont les conséquences sont les plus considérables au point de vue des résultats thérapeutiques, c'est l'augmentation de l'affinité pour l'oxygène communiquée au sang veineux par ces sels. Des expériences directes le prouvent: pour s'en convaincre, on n'a qu'à agiter, dans une atmosphère d'oxygène, du sang veineux contenu dans deux vases, dans l'un desquels on a ajouté un mélange de chlorure de sodium, de sulfate de soude et de carbonate alcalins, tandis qu'on n'a rien ajouté à l'autre. On ne tarde pas à voir que le sang du premier vase prend bien plus promptement et avec plus d'intensité la teinte rouge du sang artériel que le sang du vase auquel on n'a rien ajouté. Cela prouve que la capacité pour l'oxygène de ce dernier est moindre que celle du premier. Or les phénomènes de la respiration ne sont pas autre chose qu'une absorption d'oxygène opérée par le sang veineux, au moment où il circule autour des vésicules pulmonaires et exhale l'acide carbonique dont il est saturé. Immédiatement après cette absorption, le sang, de noir qu'il était, devient rouge comme dans l'expérience ci-dessus, et les phénomènes d'oxygénation, en vertu desquels les matières alibiles, absorbées par la veine porte et versées par elle dans la circulation générale, sont transformées en matières susceptibles d'être assimilées, commencent immédiatement et se continuent jusque dans les tissus. C'est là ce qu'on appelle l'hématose pulmonaire. Quand l'hématose se fait mal, c'est-à-dire quand la proportion d'oxygène absorbée est insuffisante pour produire les oxydations qui doivent physiologiquement s'accomplir, la santé ne tarde pas à s'altérer.

L'hématose sera incomplète :

1° Chaque fois que, par suite d'une maladie pulmonaire, une partie des vésicules pulmonaires seront obstruées au point de ne plus laisser arriver qu'une quantité incomplète d'air ou de sang.

2° Lorsque, par suite d'un état morbide d'un organe plus ou moins éloigné, le sang n'arrive plus avec la régularité et la vitesse normale dans les poumons.

3° Lorsque, par suite d'une alimentation exagérée, le sang est tellement surchargé de principes alibiles, que la quantité normale d'oxygène est insuffisante pour les brûler dans un temps donné.

Alors il arrivera :

1° Qu'une certaine portion du sang encore veineux, passant dans les artères, se mêlera au sang artériel et fera perdre à ce dernier, en partie du moins, les qualités en vertu desquelles il exerce sur les différents appareils, notamment sur les appareils nerveux, la stimulation physiologiquement indispensable. De là résultera, entre autres troubles, un grand état de torpeur et de langueur aussi bien intellectuel que physique.

2° Certains produits albuminoïdes, incomplétement oxydés, s'accumuleront dans le sang et dans les organes, et, agissant par leur présence comme corps étrangers, feront naître diverses maladies. La chimie est encore loin d'avoir dit son dernier mot sur ces oxydations imparfaites; certes, il y a encore de nombreuses découvertes à faire; cependant elle nous a révélé que l'acide urique est un de ces produits imparfaitement brûlés, et tout le monde connaît que ce principe est le point de départ de deux affections graves et répandues : la gravelle et la goutte.

3° Les matières sucrées, contenues dans les aliments, n'étant pas brûlées ou l'étant incomplétement, restent dans le sang, passent dans les urines, et le diabète, dont on connaît la terrible gravité, n'a probablement pas d'autre origine qu'une combustion incomplète.

4° Les matières grasses alimentaires qui, à titre de substances hydrocarbonées, devraient également subir une combustion complète, se déposent sans altération dans les mailles des tissus et dans certaines régions du corps. Souvent ces dépôts gênent le fonctionnement des organes, entravent l'action du cœur; dans tous les cas, ils constituent une maladie fort disgracieuse et fort gênante : l'obésité.

Ramener la fonction hématosique à son type normal, c'est évidemment faire de la médecine rationelle. On cherchera donc à modérer la surcharge du sang par les matières alimentaires, en recommandant un régime convenable ; on s'efforcera de régulariser la circulation par les différents moyens dont dispose la science médicale ; on tâchera de combattre les maladies des parenchymes pulmonaires qui entravent le fonctionnement de ces parenchymes, et il est hors de doute que l'eau de Saltzbronn sera formellement indiquée, puisque, ainsi que nous venons de le voir, le sang, sous son influence, ne tarde pas à acquérir des qualités grâce auxquelles, son pouvoir d'absorption de l'oxygène étant notablement augmenté, la fonction hématosique se trouve ramenée à son type normal et même au-dessus de ce type avant que les organes de l'hématose aient repris leur fonctionnement physiologique.

Action sur le système nerveux. Lorsque nous nous sommes occupé du chlorure de sodium, nous avons vu qu'il doit être mis au nombre des agents de la médication tonique excitante et, qu'à ce titre, son usage méthodique est suivi de l'accroissement des forces vives de l'organisme ; on sait, d'autre part, que les sels de fer et d'arsenic produisent des effets analogues.

Nous avons vu également que les sulfates alcalins et alcalino-terreux produisent des effets diamétralement opposés, c'est-à-dire que, après une administration suffisamment prolongée, ils diminuent ces mêmes forces. Les bromures, avons-nous dit, agissent énergiquement dans ce sens. Ils renforcent donc l'action des sulfates, de la même manière que les sels de fer et d'arsenic renforcent celle des chlorures.

Lorsqu'on administre l'eau de Saltzbronn, et qu'après absorption de ses principes minéraux, la richesse saline normale du sang se trouve augmentée, ce liquide, entraîné par la circulation, arrive au contact des centres nerveux, et produit sur eux une impression plus ou moins profonde.

Mais quel sera le sens de cette impression? Sera-t-elle excitante ou sera-t-elle sédative? Par ses chlorures, ses sels de fer et d'arsenic, l'eau de Saltzbronn tend à provoquer une augmentation de la force nerveuse; par ses sulfates et son bromure, elle tend au contraire à diminuer cette force. Il est évident que l'organisme, simultanément sollicité en deux sens directement opposés, ne répondra qu'à l'une de ces deux sollicitations et qu'il répondra à celle dont l'énergie sera la plus considérable. De plus, il est encore évident que ces deux forces contraires s'annihileront, de sorte qu'il n'y aura en réalité que l'excès de l'une sur l'autre qui produira un effet réellement efficace.

On pourrait peut-être croire que ce que nous disons là n'est qu'une série de déductions théoriques, que rien ne prouve. Si on voulait des preuves, il me suffirait de choisir dans les remèdes pharmaceutiques deux substances, n'exerçant chimiquement aucune action l'une sur l'autre et produisant sur le système nerveux des effets immédiats, facilement appréciables par tous, mais totalement contraires, et de les administrer à des doses déterminées, et en même temps, à un animal pris pour sujet d'expérience. Parmi les remèdes de la matière médicale, il n'en est peut-être pas qui satisfassent mieux aux conditions ci-dessus posées que la strychnine et le curare. Ces deux alcaloïdes agissent directement sur les centres nerveux. Administré à dose convenable, le premier occasionne la mort, au milieu de contractions et de convulsions horribles à voir. Le deuxième, au contraire, produit un collapsus profond, une résolution musculaire générale, en un mot un véritable anéantissement de toutes les forces de l'organisme. En les administrant simultanément, on peut, selon les doses, faire naître ou les effets du curare, mais diminués de ceux de la strychnine, ou ceux de la strychnine diminués des effets du curare, ou bien ne produire aucun effet appréciable, parce que l'un détruit l'action de l'autre.

Nous ne voulons pas nous étendre davantage sur ces preuves; celles que nous donnons nous paraissent suffisamment convaincantes. Revenons donc à notre eau minérale. Dans cette eau, les sulfates et le bromure sont représentés par un poids de 2gr,775; les chlorures et autres sels par celui de 2gr,3728.

On voit donc que, eu égard aux doses, la prédominance thérapeutique doit être accordée aux sulfates. Cependant il se pourrait que les chlorures rachetassent leur infériorité quantitative par l'énergie de l'impression qu'ils produisent sur les centres nerveux. C'est à l'expérience à répondre, et si nous en croyons les faits que nous avons observés, nous n'hésiterons pas à répondre par la négative et à admettre qu'en réalité l'action prédominante appartient aux sulfates. L'eau de Saltzbronn doit, en conséquence, être rangée parmi les eaux dont l'action définitive sur le système nerveux est sédative. Seulement, dans cette eau, l'action des sulfates étant presque détruite par celle des autres sels, il arrive que la sédation qu'elle produit est très-faible, à peine appréciable, au point qu'on pourrait presque la ranger parmi les eaux mixtes indifférentee, dont les effets dynamiques sont nuls.

De cette influence peu intense sur les appareils de l'innervation découlent deux conséquences importantes :

a) Jamais l'eau de la source de Saltzbronn ne produira cet état de surexcitation nerveuse, de suractivité circulatoire, ce véritable état fébrile que provoquent si souvent les eaux excitantes.

b) Jamais, non plus, elle n'amènera à sa suite l'extrême sédation, véritable débilité, qui résulte fréquemment de l'emploi un peu prolongé des eaux sulfatées pures et qui force si souvent d'en interrompre l'emploi.

Ce ne sont pas les eaux qu'on devra préférer, lorsque la principale indication sera de relever les forces par une vive stimulation imprimée aux appareils nerveux ou circulatoires frappés d'atonie.

Ce ne seront pas non plus les eaux qu'on devra choisir lorsqu'au contraire on voudra produire, dans un but curatif, une profonde sédation nerveuse ou amener un véritable état de débilité.

Mais ses qualités trop doucement sédatives pour être débilitantes, l'absence de toute impression vive sur les centres nerveux ou sur l'appareil circulatoire, la rendront précieuse dans tous les cas où il ne faudra ni tonifier ni affaiblir; chaque fois que par suite du peu d'ancienneté du mal ou d'une idiosyncrasie particulière on aura à redouter le retour de l'état aigu.

Elle sera préférable à toute autre eau chaque fois encore que, par suite d'un tempérament nerveux acquis ou inné, on aura à craindre de provoquer l'apparition de ces troubles sympathiques qui trop souvent font le désespoir du médecin autant que du malade. Chaque fois, enfin, que par suite d'un état morbide coexistant avec celui qu'on veut combattre, ou d'une altération organique des centres circulatoires, on doit craindre la surexcitation de la circulation.

Si nous résumons maintenant la longue série de faits que nous venons de passer en revue, nous admettrons que l'eau de Saltzbronn est douée des propriétés suivantes :

1° Elle exerce une action tonique stimulante tant sur la muqueuse stomacale que sur la muqueuse intestinale.

2° Elle provoque des évacuations alvines sans irriter sensiblement le tube intestinal. En même temps qu'elle purge, elle excite les fonctions hépatiques et la sécrétion biliaire.

3° En facilitant d'une part l'apport des éléments nutritifs, et d'autre part, en excitant les principales sécrétions et excrétions du corps, elle augmente le double courant d'où résulte le mouvement de composition et de décomposition de nos solides et de nos liquides, et concourt de la sorte puissamment à hâter la rénovation de tous les tissus dont la réunion constitue le corps vivant.

4° Par les qualités chimiques dissolvantes que communiquent au sang les chlorures, sulfates et carbonates, elle agit comme un fondant puissant et concourt d'une manière efficace à la résolution des engorgements.

5° Une autre qualité importante communiquée au sang par les chlorures, sulfates et carbonates, c'est l'augmentation de son affinité pour l'oxygène. Par suite de cela, l'eau de Saltzbronn doit être regardée comme un agent actif de l'hématose et comme intervenant de cette manière dans les phénomènes les plus intimes de la nutrition.

6° Enfin, nullement excitante ni débilitante, l'eau de Saltzbronn est une eau mixte, très-légèrement sédative, et qui exerce les différentes actions ci-dessus mentionnées sans troubler les fonctions générales nerveuses ou circulatoires.

Règles à suivre pendant la cure.

L'eau de Saltzbronn produit donc sur l'organisme vivant des modifications très-variées, soit chimiques soit vitales, et comme c'est de ces modifications que dérive l'action thérapeutique, il est important de savoir, par une administration convenable, faire prédominer celle de ces modifications que l'on juge la plus convenablé au cas morbide que l'on a à traiter. La dose et le mode d'administration sont en effet d'une importance capitale dans le traitement des maladies; c'est d'eux que dépendent les effets pharmaco-dynamiques du remède, souvent plus que du remède lui-même, et pour preuve il me suffira de citer le sulfate de quinine, qui, à la dose de 5 à 10 centigrammes, est un tonique, à la dose de 0gr,30 à 1 gramme est un antipériodique, et à la dose de 3 à 4 grammes est un hyposthénisant cardiaque, un agent antirhumatismal. Les règles à suivre dans l'administration de l'eau de Saltzbronn peuvent être groupées entre elles de façon à constituer par leur réunion quatre méthodes différentes qui sont: la méthode toni-digestive, la méthode purgative, la méthode diurétique et la méthode altérante.

Méthode toni-dlgestive. Dans cette méthode, l'eau de Saltzbronn se prend au moment des repas, pure ou mieux coupée avec du vin. Elle doit être prise en très-petite dose, un ou deux verres au plus, car on devra éviter avec soin toute action purgative, qui, en enrayant la digestion et l'absorption, pourrait provoquer des vomissements et des angoisses analogues à celles de l'indigestion.

Pour quelques personnes, cette dose est même trop forte, surtout au début, et on doit commencer par un demi-verre seulement et n'augmenter que petit à petit; d'autres, dont la muqueuse stomacale est peu sensible, peuvent la dépasser sans inconvénients; mais, règle générale, elle ne devra être dépassée qu'avec beaucoup de précautions et progressivement. J'ai vu fréquemment qu'après avoir fait usage de cette méthode aux doses ci-dessus indiquées et s'en être bien trouvées, certaines personnes poussées par le désir de faire mieux, augmentaient les quantités d'eau. Elles ne tardaient pas en général à être prises subitement soit de vomissements et de diarrhée, soit d'une vive douleur au grand cul-de-sac de l'estomac, et elles se trouvaient ensuite dans la nécessité d'interrompre une cure qui, au début, leur avait fait grand bien. Pendant l'emploi de cette méthode, on observe que des individus qui depuis longtemps n'allaient que rarement et difficilement à la selle, voient cette fonction se régulariser et s'exécuter avec facilité. Ordinairement même, cet effet se prolonge après qu'on a cessé de boire de l'eau. Ce résultat très-avantageux et dont les malades sont enchantés, semble contredire ce que nous venons d'affirmer sur les effets nuisibles de l'action purgative. Mais pour peu qu'on réfléchisse et qu'on observe, on verra qu'il n'est pas la suite d'une action de ce genre, car dans ces cas les selles ne sont pas liquides et mêlées de matières bilieuse et muqueuse comme dans les évacuations produites par les purgations, mais ce sont au contraire des selles à peu près normales, et on en conclura que si l'exonération est devenue facile et régulière, de difficile qu'elle était, ce n'est que grâce à l'action tonique exercée par l'eau sur les muscles intestinaux, action tonique par suite de laquelle ceux-ci ont repris leur contractibilité nécessaire pour l'accomplissement régulier du besoin de la défécation.

On fera bien, pendant le traitement, de se nourrir d'aliments substantiels, de viandes fortement rôties, d'œufs frais, de quelques légumes, en évitant les substances féculentes et les matières grasses; on devra également ne pas faire usage de crudités ni de fruits acides. On devra boire du vin, mais en petite quantité. Rien ne s'oppose à ce que l'on prenne un peu de café noir après le repas, si on en a une longue habitude, mais, dans le cas contraire, on fera bien de s'en abstenir.

A la campagne, où l'alimentation est surtout végétale, où le lait est d'un usage journalier et la viande rare, l'habitude devient une seconde nature, le régime ci-dessus indiqué ne pourra que rarement être appliqué, car l'estomac, se refusant à digérer une nourriture trop animalisée, s'irrite à ce contact anormal, et alors, loin d'obtenir les effets toniques et réparateurs qu'on désire, on ne fait que provoquer la diarrhée et le délabrement des voies digestives. Dans ce cas, quoi qu'en dise la théorie, on devra laisser suivre le malade le régime auquel il est habitué, quelque grossier et peu substantiel qu'il paraisse être, car en réalité il sera pour lui plus réparateur que les mets les plus recherchés et les plus riches en principes nutritifs, s'ils ne sont pas digérés.

Méthode purgative. Le but que j'ai indiqué comme devant être évité dans la méthode précédente est précisément celui qu'on se propose d'atteindre dans celle-ci: c'est de provoquer l'expulsion plus ou moins fréquente des matières contenues dans le tube digestif.

Les conséquences immédiates et les effets secondaires résultant de cette médication ont déjà été exposés; il est donc inutile de revenir sur ce sujet. Pour obtenir la purgation, il faudra produire, sur la muqueuse stomacale et intestinale, une action vive d'où résulte: d'une part un courant énergique des fluides et des sécrétions vers les cavités intestinales; ces sécrétions et ces fluides, ainsi que l'eau ingérée, se mêlent aux matières des intestins, les délaient, les liquéfient et en facilitent le cheminement; et d'autre part, une accélération des mouvements péristaltiques, laquelle, précipitant ces matières semi-liquides vers le rectum, ne tarde pas à faire naître un impérieux besoin d'exonération.

On comprend que pour que cette action se produise facilement, il est important que l'eau arrive sans mélange au contact de la muqueuse digestive. C'est pour cela que lorsqu'on voudra provoquer la purgation, le meilleur moment à choisir, c'est le matin, au sortir du lit et à jeun. L'estomac est alors vide, ce qui permet un contact direct; les résidus de la digestion de la veille ont déjà parcouru un certain trajet dans l'intestin grêle, et de plus les organes glandulaires ont, par le repos de la nuit, acquis une énergie sécrétante nouvelle, grâce à laquelle les liquides qu'ils versent dans le tube digestif sont bien plus abondants qu'à toute autre heure de la journée.

La dose d'eau de Saltzbronn nécessaire pour produire la purgation est variable selon les individus. En général il faut de un demi-litre à un litre, c'est-à-dire de deux à cinq verres. On devra les boire assez rapidement, c'est-à-dire mettre peu d'intervalle entre l'ingestion de chaque verre. De cette manière, l'action des derniers verres commence avant que celle des premiers soit épuisée, et les surfaces intestinales arrivent promptement au degré d'excitation nécessaire pour que l'absorption digestive de ces surfaces soit arrêtée et qu'il se produise au contraire un conrant afférent, grâce auquel les liquides abondamment sécrétés viennent affluer dans les cavités splanchniques.

L'ingestion rapide d'une certaine quantité d'eau produit ordinairement une légère sensation de pesanteur à l'épigastre, sensation qui, du reste, ne tarde pas à se dissiper après quelques pas de promenade. Cette pesanteur se manifeste surtout les premiers jours, elle devient généralement moins intense les jours suivants, car l'estomac, d'abord péniblement impressionné par le poids, le volume et la température de cette grande quantité d'eau, ne tarde pas à s'habituer à ce contact.

Environ une demi-heure à deux heures après qu'on a ingéré l'eau de Saltzbronn, on sent un croulement dans le ventre, et le besoin de la défécation ne tarde pas à se faire sentir vif et impérieux. Les selles rendues sont copieuses, semi-liquides et souvent très-séreuses. Elle se renouvellent en général trois ou quatre fois dans la matinée. Il est bien rare qu'elles soient accompagnées de coliques ou d'épreintes douloureuses. Ces effets persistent en général aussi longtemps que dure la cure ; cependant parfois le nombre des selles diminue de sorte qu'il n'y a plus qu'une ou deux évacuations par jour ; d'autres fois, quoique cela soit rare, ils augmentent au point qu'il en résulte une véritable diarrhée. Dans ce cas, il faut diminuer la quantité d'eau ingérée et même en suspendre l'usage.

Parfois, loin de purger, l'eau de Saltzbronn semble constiper, et pendant deux, trois jours, les évacuations s'arrêtent. Cela ne doit pas décourager, car ordinairement alors ne tarde pas à survenir une véritable débâcle, à la suite de laquelle les effets purgatifs continuent avec régularité. Si cette débâcle ne survenait pas, on devrait la provoquer en ajoutant 15 à 30 grammes de sulfate de magnésie au premier verre d'eau ingéré. Chez quelques personnes, les effets purgatifs sont nuls. Ces personnes pourront alors augmenter de un ou deux verres la quantité d'eau ; elles feront encore bien de boire le soir un ou deux verres au moment de se mettre au lit, au moins trois heures après le premier repas. Si, après ces moyens, on n'obtient pas les résultats désirés, on doit renoncer à l'espoir de les obtenir et on fera bien de changer de traitement.

Ces cas réfractaires sont le résultat d'une disposition particulière à laquelle on a donné le nom d'*idiosyncrasie*. Ils ne prouvent rien ni pour ni contre l'eau, on ne les observe pas seulement avec l'eau de Saltzbronn, mais on en voit de fréquents exemples dans toutes les stations balnéaires. Pour mon compte, j'ai vu plus d'une fois l'eau de Sedlitz naturelle ne produire aucun effet et les drastiques les plus énergiques rester inertes. Pourquoi ? Je n'en sais rien. Il n'y a alors rien à faire, sinon de changer de moyens thérapeutiques.

La méthode purgative est employée dans des cas si nombreux et si variés, qu'il est impossible d'indiquer d'une façon générale le régime qu'il convient de suivre pendant qu'on y a recours, ce régime dépendant nécessairement de la nature de la maladie.

Cependant on fera bien d'éviter l'usage des aliments dits échauffants, qui ne peuvent que contrarier la cure, et on devra faire prédominer les substances végétales ; les fruits acides, quelques groseilles, une grappe ou deux de raisin favorisent l'action purgative d'une façon remarquable ; souvent une tasse de café au lait, accompagnée d'une pipe de tabac ou d'un cigare, prise peu après l'ingestion de l'eau, agit dans le même sens favorable.

Méthode diurétique. Quelle que soit la manière de prendre les eaux de Saltzbronn à laquelle on a recours, il est impossible d'éviter complétement les effets diurétiques; seulement par la méthode toni-digestive, la quantité d'eau ingérée est trop faible pour qu'il puisse se produire des effets notables par suite d'absorption, et par la méthode purgative le courant liquide se faisant surtout vers les intestins, il s'ensuit que la majeure partie de l'eau ingérée est expulsée avec les selles, et qu'une faible partie seulement en est absorbée. Cependant, à moins qu'il n'y ait des effets purgatifs très-énergiques, une véritable diarrhée, on observe, pendant l'emploi de la méthode purgative déjà, certains effets diurétiques qui annoncent évidemment qu'une partie de l'eau entraînée par l'absorption a pénétré dans le sang. Mais ces effets sont trop faibles pour qu'on puisse y attacher une grande importance thérapeutique. Moins les effets purgatifs sont prononcés, plus les effets diurétiques sont intenses. Pour développer les résultats de la méthode dont il est question ici, on devra donc tâcher de faire absorber de notables quantités d'eau, sans provoquer un effet purgatif trop vif. C'est surtout chez les personnes réfractaires à la purgation que la diurèse acquiert souvent une intensité remarquable.

Nous avons dit, à propos de la méthode purgative, que l'on doit boire les verres d'eau coup sur coup, en ne laissant entre chacun d'eux que l'intervalle nécessaire pour que l'ingestion puisse se faire sans amener une trop grande surcharge de l'estomac. Dans la méthode diurétique, on devra au contraire espacer chaque ingestion d'eau de manière à ce que, lorsqu'on prend un verre, la sensation produite par le verre précédent soit complétement dissipée. En agissant ainsi et en séparant chaque prise d'eau par une petite promenade faite à pas un peu rapides dans le but de produire l'absorption en excitant la circulation, on arrive à boire des sept, huit verres, quelquefois douze à quatorze, sans produire d'autres phénomènes apparents qu'une diurèse énorme, ordinairement accompagnée d'une, au plus de deux selles un peu liquides.

Dans certaines maladies où l'on veut faire passer de très-grandes quantités d'eau à travers les organes urinaires, on pourra faire une cure du soir, c'est-à-dire, que vers le soir, environ deux heures avant le dernier repas, on recommencera à boire comme le matin. Cependant les doses d'eau devront être plus modérées que le matin, de crainte de fatiguer les voies digestives outre mesure.

Méthode altérante. Faire pénétrer dans le sang et les diverses humeurs des substances médicamenteuses qui, par leur mélange avec ces liquides, en modifient les qualités physiques et chimiques dans un sens favorable à la guérison de certaines maladies, tel est le but de la médication altérante.

On donne le nom de *méthode altérante* à l'ensemble des règles à suivre dans l'application de cette médication.

Parmi les médicaments altérants de la matière médicale, il n'en est pas de plus importants que les sels à base de potasse, de soude, de magnésie et de chaux.

« Ils sont aussi nécessaires à l'accomplissement de certaines fonctions que l'oxygène est nécessaire à la respiration » (Trousseau et *Traité de thérapeutique* p. 353).

« Ils sont indispensables à la production des phénomènes d'endosmose, de combustion, de digestion et de sécrétion » (mêmes auteurs, p. 353).

Or ce sont précisément ces sels qui entrent comme partie prédominante dans la composition de l'eau de Saltzbronn. Cette eau doit donc être un puissant agent d'altération, et son administration prolongée aura inévitablement pour conséquence d'amener dans tout l'organisme de profondes et d'importantes modifications sur les conséquences thérapeutiques desquelles nous nous sommes déjà suffisamment étendu.

Il est évident que quel que soit le procédé d'administrer l'eau de Saltzbronn auquel on a eu recours, il se produira toujours des effets altérants. En effet, sauf le cas de diarrhée intense, il y a toujours une certaine quantité d'eau qui, étant absorbée, passe dans la circulation et se mêle au sang. Les évacuations alvines ou urinaires qui surviennent ont pour effet d'éliminer l'eau ainsi que les sels qu'elle contient; mais comme cette élimination n'est pas complète, et qu'après chaque jour de cure il reste un excès de ces sels dans le sang, il arrivera nécessairement que, au bout d'un temps plus ou moins long, le sang et les humeurs du corps parviendront à un degré de saturation tel que les effets thérapeupeutiques se manifesteront.

Dans un grand nombre de maladies, cette réunion de l'action purgative et diurétique à l'action altérante aura un grand degré d'utilité et donnera au traitement hydro-minéral une très-grande puissance thérapeutique; mais certains cas morbides peuvent se présenter, où, tout en cherchant à obtenir les effets altérants, on ne doit pas produire de trouble dans le fonctionnement des voies intestinales ou urinaires; il importe donc de connaître les règles à suivre pour atteindre ce but. Pour cela, il faut que l'eau pénètre dans le corps d'une façon insensible, telle qu'elle ne produise sur les intestins et les reins qu'une stimulation à peine appréciable et dans tous les cas insuffisante pour provoquer l'activité fonctionnelle de ces appareils. On devra donc ne jamais prendre que de très-petites doses d'eau à la fois, et avoir soin de mettre un espace convenable entre chaque prise. Par petites doses j'entends 1/2 ou 1/3 de verre, et par espace convenable j'entends un quart d'heure à une demi-heure. On fera bien de choisir le moment de la journée où l'absorption est le plus active, c'est-à-dire le matin à jeun. On pourra généralement, en prenant ces précautions, arriver du nombre de deux verres par lequel on devra commencer, à celui de 4 ou 5, sans produire aucune action apparente. Cependant si, par suite d'une idiosyncrasie particulière, des purgations survenaient malgré ces précautions, on ferait bien d'ajouter à l'eau minérale le tiers ou le quart de son volume de lait. Cette dernière manière de faire suffit ordinairement pour arrêter les évacuations alvines; elle est d'un emploi très-avantageux chez les enfants et les adolescents, et dans certains cas d'affections chroniques des voies pulmonaires elle m'a paru ajouter à l'efficacité de l'eau minérale.

Avant de terminer ce chapitre, une dernière observation. Il arrive de voir des malades qui pendant les dix ou quinze premiers jours de la cure ne cessent de célébrer les vertus de l'eau de Saltzbronn, et vantent outre mesure le bien qu'elle leur procure. Pendant tout ce temps, elles sont gaies, pleines d'espoir, et boivent avec plaisir le nombre de verres qui leur est prescrit. Subitement tout change, ces mêmes personnes deviennent tristes, se désespèrent et perdent l'appétit. Elles ne prennent plus leur eau qu'avec répugnance et se plaignent qu'elle leur occasionne des douleurs à l'estomac et des envies de vomir. Si le médecin n'intervient pas, elles renoncent alors au traitement hydro-minéral dont les débuts avaient été si favorables, dans la conviction qu'une prolongation de la cure leur serait nuisible.

En examinant ces personnes, on voit qu'elles ont en effet la langue saburale; que l'ingestion de l'eau minérale, de même que celle des aliments, est suivie de renvois, de lourdeur épigastrique; qu'il y a de la céphalalgie frontale et de la lassitude dans les membres.

Ce sont là tout simplement des signes d'un embarras gastrique qui ne présente aucune gravité, mais qui, dépendant d'une action topique un peu trop vive de l'eau minérale sur la muqueuse digestive, pourrait cependant dégénérer en irritation véritable, si on ne laissait pas aux organes un peu trop surexcités le temps de se calmer. On devra donc, dans ces cas, non pas cesser le traitement, mais simplement le suspendre pendant trois ou quatre jours. Ce temps suffit pour que tout rentre dans l'ordre et que la gaîté et l'espoir reviennent au malade, qui peut alors reprendre en toute sécurité sa cure interrompue sans avoir beaucoup à redouter le retour de semblables accidents.

Études cliniques sur les eaux de Saltzbronn et observations.

DYSPEPSIE.

C'est une névrose qui atteint l'estomac surtout dans ses fonctions. Les symptômes locaux qui accompagnent cette maladie sont excessivement variables, et c'est la prédominance de l'un ou de l'autre d'entre eux qui a servi à la diviser en un grand nombre d'espèces. On admet généralement :

1° *La dyspepsie simple* dont le symptôme le plus saillant est l'absence de toute douleur véritable. Les personnes atteintes de cette forme de dyspepsie éprouvent seulement, après le repas, une certaine pesanteur à l'épigastre, pesanteur qui est ordinairement accompagnée d'un peu de somnolence et d'engourdissement dans les membres. Dès que la digestion est accomplie, ces phénomènes se dissipent pour se reproduire au repas suivant. Ordinairement il y a dans ces cas perte d'appétit et un peu de constipation. La dyspepsie simple se déclare surtout chez les personnes nerveuses, à imagination vive et impressionable; on la rencontre chez les convalescents de maladies graves. Elle survient fréquemment sans causes connues; cependant les fatigues corporelles, les chagrins, les travaux intellectuels trop assidus, les excès vénériens l'engendrent souvent. C'est une maladie fréquente chez les personnes très-religieuses qui, dans l'ardeur d'une dévotion outrée, s'imposent des abstinences et des jeûnes au-dessus de leurs forces. Enfin, beaucoup de vieillards sont atteints de cette dyspepsie sans qu'on puisse y voir autre chose qu'un certain degré de faiblesse.

L'eau de Saltzbronn réussit généralement à la guérir. Le plus souvent, elle devra être administrée pure ou coupée avec un peu de bon vin, selon les règles de la méthode toni-digestive, c'est-à-dire à la dose de 1 à 2 verres aux deux principaux repas de la journée. S'il y a en même temps constipation, et que, malgré l'emploi de l'eau prise ainsi que je viens de le dire, les selles ne se rétablissent pas, on pourra de temps en temps prendre quelques verres, le matin, à jeun. En même temps, le régime devra être tonique et substantiel.

2° *La dyspepsie acide* est surtout caractérisée par une sensation de brûlure dans l'estomac et des régurgitations d'un liquide acide et amer: ce liquide, remontant le long de l'œsophage, arrive jusque dans l'arrière-gorge, et produit une telle sensation d'amertume et d'âcreté qu'il en résulte des nausées et souvent des vomissements.

L'eau de Saltzbronn peut encore réussir dans ces cas, mais les eaux alcalines gazeuses méritent la préférence.

3° *La dyspepsie putride*, dans laquelle, au lieu de liquides, se produisent des renvois gazeux, dont le malade perçoit avec dégoût l'odeur fétide, semblable à celle qu'exhalent des œufs pourris.

Ces gaz sont produits par de véritables fermentations putrides que subissent, dans l'estomac, certains produits alimentaires facilement altérables, toutes les fois que les réactions chimiques de la digestion se font d'une manière incomplète et vicieuse. On comprend que l'eau de Saltzbronn convient merveilleusement dans cette forme de dyspepsie, car, par ses propriétés purgatives, elle provoque l'expulsion des substances décomposées; par les propriétés antiseptiques de ses principes salins chlorurés, elle arrête les fermentations putrides, et par ses qualités topiques, fortifiantes, elle concourt puissamment à rendre à l'estomac débilité son activité normale, et aux glandes leur pouvoir sécréteur physiologique.

Au début du traitement, on devra donc recourir à la méthode purgative. Plus tard, quand il ne s'agira plus que de relever les forces du ventricule, on fera bien de la remplacer par la méthode toni-digestive.

4° *La dyspepsie flatulente*, remarquable par l'énorme quantité de gaz qui se développe dans l'estomac, pendant la période digestive. Ces gaz ne sont pas fétides, comme dans le cas précédent; au contraire, ils sont complétement inodores. Ils se développent on ne sait trop comment, s'accumulent dans l'estomac qu'ils distendent comme un tambour, et, refoulant le diaphragme, ils empêchent le développement des poumons et gênent le jeu du cœur. Il en résulte une véritable dyspnée, une angoisse extrême, qui durent jusqu'à ce que l'estomac et les intestins, se réveillant de leur torpeur, entrent en contraction et expulsent par les voies naturelles une immense quantité de gaz. Dès que ceci a eu lieu, les symptômes les plus incommodes disparaissent comme par enchantement, mais c'est pour se reproduire un ou deux jours plus tard. C'est une affection dont le mode de production est obscur, mais dont la nature est essentiellement atonique. Elle s'observe surtout chez les femmes hystériques, rarement chez les chlorotiques. Certains aliments : les féculents, y prédisposent. En général, l'eau de Saltzbronn a peu d'action sur cette névrose, qui demande des médicaments plus vivement stimulants qu'elle, et doués du pouvoir d'absorber les produits gazeux.

5° *La dyspepsie gastralgique*, forme de névrose stomacale, dans laquelle peuvent se rencontrer indistinctement les différents symptômes que nous venons de passer en revue, mais qui présente, indépendamment de ces symptômes, des accès véritablement et souvent horriblement douloureux. C'est un sentiment de brûlure intense, une sensation de déchirement, de pincement, dont la violence arrache des gémissements aux malades ; souvent ce sont des crampes, qui les courbent en deux et les forcent à prendre les attitudes les plus bizarres. Des vomissements abondants de matières aqueuses ou alimentaires surviennent fréquemment pendant le cours de cette pénible affection.

Aussi longtemps que celle-ci présentera le degré d'acuité que nous venons de décrire, l'eau de Saltzbronn, de même que la plupart des eaux minérales actives, ne sera pas tolérée. Les remèdes ordinaires de la matière médicale et, à leur défaut, les pratiques de la balnéothérapie ou de l'hydrothérapie réussissent ordinairement à procurer la guérison, qui cependant est parfois lente et difficile à obtenir. Si, après l'emploi de ces moyens, la maladie étant considérablement atténuée, et l'extrême irritabilité nerveuse n'étant plus à redouter, il restait quelques troubles digestifs vagues, l'eau de Saltzbronn prise à très-faible dose, aux repas et avec les aliments, pourrait rendre de grands services.

6° *La dyspepsie pituiteuse*, forme fréquemment observée, dans laquelle, à côté d'une névrose produisant des digestions très-lentes, existe un certain degré de gastrorrhée, avec langue saburrale, dégoût, et rejet de mucosités plus ou moins rapides, ou de matières alimentaires ayant subi un commencement de digestion. Une nourriture trop excitante ou des aliments trop grossiers la produisent parfois ; mais la véritable cause, celle qui agit dix-neuf fois sur vingt, c'est l'usage abusif des boissons alcooliques, du vin, de la bière, mais surtout et avant tout de l'eau-de-vie, et des divers poisons auxquels on a donné le nom de : absinthe, anisette, kirsch etc. Toutes ces substances, en admettant même qu'elles ne soient pas falsifiées par d'autres substances frauduleusement introduites pour leur communiquer des qualités artificielles, agissent par l'alcool qu'elles contiennent. Pris à jeun, celui-ci produit d'abord une vive stimulation de la muqueuse de l'estomac, excite les glandes et fait couler les sécrétions gastriques. Cela le fait rechercher comme stomachique ; mais bientôt il durcit et tanne les fibres avec lesquelles il se trouve en contact, modifie la structure des tubes nerveux ramifiés dans les viscères splanchniques, et fait naître dans les organes glanduleux un véritable catarrhe chronique, d'où résultent des sécrétions d'une abondance extrême, mais ne possédant plus que faiblement les qualités physiologiques des sécrétions normales. Prises après le repas, ces mêmes boissons alcooliques se mêlent aux aliments, en coagulent les principes albuminoïdes, dissolvent les graisses et modifient la nature de tous les sucs de la digestion, de sorte qu'ils agissent également dans ce cas, en rendant celle-ci de plus en plus difficile, et en fin de compte arrive la dyspepsie pituiteuse, avec tout son cortége de symptômes pénibles. Ce qu'il y a de plus fatal pour ceux qui ont une fois contracté l'habitude du petit-verre, c'est que ces phénomènes n'arrivent que lentement et peu à peu, de sorte que ces malheureux se rient de tous les avertissements qu'on leur donne, et comme la substance même qui les tue jouit, grâce à ses qualités énergiquement irritantes, de la propriété de communiquer pendant un instant, à leur organisme affaibli, une énergie factice d'où résulte un certain soulagement, il arrive qu'après avoir bu pendant de longues années par goût, ils boivent ensuite pour se soulager, et, les petits-verres succédant aux petits-verres, on voit en fin de compte se produire les phénomènes de l'alcoolisme chronique.

De toutes les maladies d'une certaine gravité que nous avons traitées par les eaux de Saltzbronn, il n'en est pas qui aient été modifiées plus sûrement et guéries plus rapidement que la dyspepsie pituiteuse. Malheureusement, si la guérison est la règle, la récidive n'est pas l'exception ; non pas parce que la guérison est incomplète, mais parce que jamais un individu qui a bu de manière à produire chez lui une dyspepsie pituiteuse, ne s'amendera et ne changera ses habitudes. Les mêmes causes continuant donc à subsister, il est évident que les mêmes effets se reproduiront.

Vaincre l'atonie et modifier le catarrhe sont donc les deux indications à remplir dans cette forme de dyspepsie. La méthode qui nous a paru la plus utile, c'est la méthode purgative.

OBSERVATION I. — *Dyspepsie simple.*

La femme X. perdit en 1865 un jeune enfant auquel elle était tendrement attachée. Elle avait jusqu'à ce jour été bien portante. Le chagrin lui enleva l'appétit; l'anorexie devint complète, et pendant plusieurs semaines on eut toutes les peines du monde à lui faire prendre les aliments les plus indispensables. Elle ne tarda pas à s'affaiblir et à dépérir. Avec le temps, son désespoir se calma peu à peu, mais alors ses facultés digestives étaient détruites. Les aliments les plus légers lui pesaient; souvent elle était prise de vomissements; le sentiment de la faim ne se montrait plus. Il y avait torpeur locale et générale; les selles étaient rares, les douleurs consistaient uniquement en une sensation de pesanteur qui suivait l'ingestion des rares aliments qu'elle prenait à contre-cœur. Cette sensation se dissipait tantôt spontanément, tantôt à la suite d'un vomissement. Elle prit pendant trois semaines l'eau de Saltzbronn, deux verres à midi et deux verres le soir, en mangeant. Au bout de ce temps, elle était complétement guérie.

OBSERVATION II. — *Dyspepsie putride.*

B. a cinquante ans; constitution vigoureuse, tempéramment bilioso-sanguin. Il est très à l'aise; ses aliments habituels consistent en laitages et légumes. Souvent, pour économiser le bois, il mange froid les restes du repas précédent; et il mange beaucoup. La tempérance chez lui est due à l'avarice et non à la sobriété, car quand il se présente une occasion favorable (une noce, un baptême) de faire un bon repas sans bourse délier, il s'en donne à cœur-joie. Une indigestion s'ensuit d'ordinaire. Longtemps, ce régime ne lui a rien fait, mais, depuis trois ans, ses facultés digestives s'altèrent fréquemment. Les aliments qu'il absorbe ne passent plus qu'avec peine; il accuse une sensation de brûlure à l'appendice xyphoïde, il a parfois une diarrhée fétide, d'autres fois de la constipation. L'estomac est gonflé, et à chaque instant il lui remonte dans la bouche un goût d'œufs pourris, qui lui enlève tout appétit. J'aurais peut-être essayé quelques autres médicaments, mais comme ceux-ci sont souvent chers, tandis que jusqu'à ce jour l'eau de Salzbronn est gratuite, je l'engageai à en boire tous les jours une bouteille à jeun. Cela lui réussit parfaitement, et depuis cette époque il a fréquemment recours au même moyen, bien entendu qu'il se passe de venir à ma consultation.

OBSERVATION III.

C. a soixante ans; constitution vigoureuse, tempérament sanguin. A mené une vie vagabonde et passablement accidentée. Le sort lui avait tantôt prodigué ses faveurs, tantôt fait sentir ses rigueurs. Il s'était mis à boire, d'abord quand il avait du chagrin, plus tard quand il avait de la joie. Bientôt il ne lui fallut plus de prétexte pour s'adonner à son penchant pour l'ivrognerie, et par moments il s'y était livré avec frénésie. Vin, bière, eau-de-vie, absinthe, tout y passait pêle-mêle. Longtemps son corps de fer avait résisté à tout, mais à la fin cependant tout s'use, et depuis plusieurs années, ses forces digestives s'étaient altérées. Ces troubles, d'abord peu pénibles, s'étaient peu à peu aggravés, et quand il vint me consulter, il présentait l'état suivant :

Face colorée, un peu bouffie, traits légèrement tirés, nez bourgeonné, conservation des forces et de l'embonpoint. L'intelligence est nette, il n'y a pas de tremblement dans les membres. Il me raconta que depuis plusieurs années, il éprouvait chaque matin à son réveil un léger malaise, qu'ensuite survenait une quinte de toux gutturale qui ne tardait pas à être suivie d'un ou plusieurs vomissements composés d'une matière visqueuse, transparente, analogue à du blanc d'œuf, après lesquels il pouvait se lever et manger avec appétit; mais que dans ces derniers temps, ayant fait quelques libations plus copieuses que d'ordinaire, son mal s'était augmenté; qu'il avait complétement perdu l'appétit; que l'ingestion des aliments était suivie de lourdeurs et de pesanteurs; que le vomissement du matin, au lieu d'être incolore et insipide, était amer et verdâtre, et qu'une angoisse accompagnée de sueurs précédait le rejet de ces matières, lequel rejet ne produisait plus qu'un soulagement incomplet. Il ajouta que cela l'inquiétait beaucoup, car trois ans auparavant il avait éprouvé des symptômes semblables qui avaient résisté aux soins de plusieurs médecins, et n'avaient cédé à un dernier remède qu'après l'avoir conduit à deux doigts de sa perte. C'étaient là les symptômes non équivoques de la dyspepsie pituiteuse de cause alcoolique. En examinant l'hypochondre droit, je pus constater un peu d'hypertrophie du foie, qui dépassait légèrement le bord inférieur des dernières fausses côtes.

Je conseillai à ce malade l'eau de Saltzbronn à dose laxative, c'est-à-dire un litre le matin à jeun. Je l'engageai à boire le moins de vin et d'eau-de-vie qu'il pourrait, et de choisir comme aliments des potages et des viandes rôties.

Je le revis trois semaines plus tard; il buvait toujours son eau minérale, heureux et complétement guéri. Sous l'influence de cette eau, il avait éprouvé une purgation assez forte (trois selles en moyenne par jour); l'appétit était revenu, les vomissements avaient cessé et les douleurs stomacales avaient totalement disparu. Il mangeait et digérait comme à vingt ans. Malheureusement avec la santé, lui était revenu son penchant pour l'ivrognerie, et je crois que la récidive ne manquera pas.

OBSERVATION IV.

En vendant ses boissons spiritueuses à ses pratiques, X., aubergiste, avait eu soin de ne pas s'oublier lui-même. Il en était résulté plusieurs atteintes de *delirium tremens*, efficacement combattues par les moyens ordinaires. Ces troubles nerveux disparaissaient promptement, mais ils étaient suivis des symptômes d'une dyspepsie pituiteuse, contre lesquels les moyens pharmaceutiques primitivement efficaces avaient complétement échoué dans ces derniers temps. Le système nerveux avait fini par être tellement ébranlé qu'aucun purgatif, même le sulfate de magnésie, ne pouvait être administré sans provoquer le délire. J'essayai l'eau de Saltzbronn à dose purgative. Elle réussit parfaitement, et déjà à deux reprises depuis cette époque, je suis parvenu à dissiper promptement les récidives des mêmes troubles digestifs.

ENTÉRALGIE.

Bien souvent la névrose digestive ne se borne pas seulement à l'estomac, mais descend et s'attaque aux intestins. Il est évident que cette extension du mal ne peut modifier en rien ce que nous venons de dire à propos de la dyspepsie, et que les troubles intestinaux ne formeront pas une contre-indication de l'eau de Saltzbronn. Parfois aussi la névrose intestinale, respectant l'estomac, n'attaque que l'intestin. Dans ce cas, c'est la forme douloureuse, l'entéralgie, qui se présente presque constamment à l'observation du praticien. Un sentiment de malaise dans l'abdomen, des douleurs variables, tantôt analogues à une morsure ou à une brûlure, tantôt donnant lieu à une sensation de constriction telle que le malade se penche et se courbe en deux, un ballonnement considérable du ventre, de la constipation alternant parfois avec un peu de diarrhée, en sont les symptômes ordinaires. Ce qui caractérise surtout cette affection, ce sont des intervalles de calme et de bien-être, ce sont sa marche capricieuse, et l'existence d'accès pendant lesquels les traits sont tirés, les extrémités froides, la peau couverte de sueur. Pour peu que la crise soit violente, il y a des lipothymies, des syncopes. Mais jamais il n'y a de fièvre, et la pression calme les souffrances au lieu de les exaspérer comme dans les affections inflammatoires.

Pour la gastralgie, j'ai indiqué qu'il faut employer l'eau minérale avec une extrême prudence, et que souvent il faut y renoncer. Ici il n'en est plus de même, on peut procéder hardiment, et comme il y a à peu près constamment un certain degré de constipation , on devra recourir à la méthode purgative.

Je ne veux pas prolonger ce paragraphe par des observations, je mentionnerai cependant un exemple de guérison d'entéralgie de cause saturnine.

X., peintre en bâtiments, négligeait un peu les soins de propreté et ne se lavait que rarement. Il fut atteint des symptômes de la colique de plomb, caractérisée par le liséré grisâtre des gencives, la paleur de la face, des coliques atroces qui le poussaient à se tordre sur son lit en gémissant, et une constipation opiniâtre. Les moyens ordinaires calmèrent ces symptômes, mais l'anémie persistait, le ventre restait resserré et des douleurs lui annonçaient que sa guérison était incomplète. Il prit pendant un mois l'eau de Saltzbronn : tout rentra graduellement dans l'ordre, la constipation et les douleurs cédèrent, l'appétit revint avec les forces et la guérison ne tarda pas à être radicale.

EMBARRAS GASTRIQUE CHRONIQUE.

Il y a encore un certain état morbide de l'estomac, fort connu dans ses symptômes et très-peu connu dans sa nature. Il accompagne presque toutes les maladies aiguës, les précède presque toujours et persiste souvent après que celles-ci ont cédé. Très-fréquemment aussi il atteint les personnes sans autre maladie, et a alors une existence indépendante. C'est l'embarras gastrique. A l'état aigu, il se dissipe ordinairement très-promptement après un éméto-cathartique et par l'usage de quelques tisanes amères. Il n'en est plus de même pour l'état chronique, qui résulte ordinairement d'un mauvais traitement, de l'absence de traitement ou d'écarts de régime; quant aux symptômes de cet état, laissons parler Grisolle (*Traité de thérapeutique*): « Quelquefois la maladie « passe à l'état chronique; les individus sont alors dans un état « valétudinaire, ils ne peuvent digérer, ils maigrissent et s'affai- « blissent sans cesse; ils sont tristes, démoralisés, ont la peau « sèche et souvent présentent le soir un petit mouvement de fièvre; « on les croirait, pour la plupart, atteints d'une lésion organique. « J'ai vu cet état, abandonné à lui-même, persister plusieurs mois « et ne se dissiper que par l'emploi des purgatifs et des amers. »

Pour mon compte, j'ai eu recours aux purgatifs et aux amers, et j'en ai pu constater les heureux résultats; mais certes leurs effets en sont bien rarement aussi prompts que ceux qu'on obtient avec l'eau de Saltzbronn, prise le matin à jeun, à dose évacuante, et j'ai réussi, de cette manière, à obtenir plusieurs guérisons dans des cas opiniâtres contre lesquels j'avais employé vainement les médicaments ordinaires.

INFLAMMATION CHRONIQUE DES VOIES DIGESTIVES.

La gastrite chronique est peu susceptible d'être modifiée avantageusement par l'eau de Saltzbronn; il en est de même de l'entérite chronique. Il faut à ces affections des eaux à peine minéralisées, et encore bien souvent est-on obligé d'y renoncer pour se borner au régime et aux modificateurs externes: bains, douches etc.

On serait porté, d'après cela, à croire que l'eau de Saltzbronn ne convient pas et même peut nuire à certains malades atteints de cette forme de gastrite, à laquelle on a donné le nom de *gastrite ulcéreuse,* et dans laquelle la muqueuse se détruit par places plus ou moins étendues et finit par laisser à nu les couches musculaires de l'estomac. Cependant, dans l'observation que je vais donner, on verra que dans un cas de ce genre, excessivement grave et présentant même des symptômes généraux de malignité, malignité qu'il est cependant impossible d'admettre, eu égard au résultat obtenu, on verra, dis-je, que l'eau de Saltzbronn a été non-seulement parfaitement tolérée, mais que son administration a été suivie de modifications promptement favorables et finalement d'une guérison qui s'est maintenue depuis plus de trois ans et persiste encore en ce moment.

Je sais bien que d'un fait encore unique il n'est pas rationnel de tirer des conclusions trop absolues; mais qu'il y ait eu action réelle de l'eau, ou bien que l'ingestion de celle-ci ait, par un hasard extraordinaire, coïncidé avec un mouvement de régression morbide spontané, il ne s'ensuit pas moins que le fait mérite d'être remarqué et qu'il est de nature à provoquer quelques essais propres à lever tous les doutes.

Voici cette observation :

En 1864, on vint me prier de me rendre auprès d'un cultivateur, habitant le village de H. J'y trouvai un homme de cinquante ans, couché dans son lit et plongé dans le plus profond marasme. Sa physionomie exprimait la souffrance, ses yeux étaient profondément enfoncés dans leur orbite, ses tempes et ses joues creuses. La couleur de sa face était de ce jaune terreux qui annonce une cachexie profonde, conséquence des maladies organiques arrivées à leur dernière période. La peau était sèche et rugueuse et recouvrait un corps d'une maigreur effrayante. L'intelligence cependant était complète, et il me raconta ce qui suit :

Il est marié, père de plusieurs enfants, exerce la profession de cultivateur et a toujours mené une existence régulière. Sa nourriture est celle des paysans de nos contrées, laitage, légumes, pomme de terre, lard fumé, viande de porc, de temps en temps un peu de viande de boucherie, assez souvent un petit verre le matin avant le travail, rarement une chope ou deux de vin. En un mot, c'est un paysan dont l'existence laborieuse a été régulière et sans excès.

Il a été bien portant jusqu'en 1862. A cette époque, il commença à éprouver quelques troubles digestifs, consistant en une douleur peu prononcée, mais persistante, vers la région du pylore. En même temps, son appétit diminua. Cet état dura plusieurs mois sans qu'il y fît grande attention; puis la douleur au pylore s'accrut, devint plus gênante, et de temps en temps, une heure environ après le repas, il éprouva quelques vomissements alimentaires. Cela l'inquiéta, il consulta plusieurs médecins, mais son mal continua à s'accroître, et les vomissements devinrent de plus en plus fréquents. Ses forces s'affaiblirent. Cependant il continua à se livrer aux rudes travaux de sa profession. Pendant une chaude journée de l'été 1863, se sentant dévoré par une soif ardente, après un travail fatigant, il but coup sur coup plusieurs verres d'eau froide. Un quart d'heure après, il éprouva une douleur poignante à l'épigastre, fut pris de tremblement; une sueur froide parcourut tous ses membres, il se sentit défaillir, et rendit, au milieu des efforts du vomissement, une grande quantité de sang encore liquide. On le ramena à la maison, un médecin fut appelé. L'hématémèse s'arrêta; au bout de quelques jours il put se lever. Pendant quelques semaines il se sentit soulagé; mais bientôt la douleur au pylore revint plus intense que jamais; tous les aliments avaient pour résultat de l'augmenter, surtout les aliments salés, ainsi que le vin et l'eau-de-vie, et souvent il les vomissait à moitié digérés. Divers remèdes internes n'amenèrent aucun résultat; des révulsifs à l'épigastre ne produisirent pas de soulagement. Il devint triste, et ses forces continuèrent à décroître. La souffrance du pylore devenait par moments intolérable; il la comparait à un charbon ardent qui lui brûlait les entrailles. Vers la fin de 1863, les vomissements de sang reparurent spontanément, d'abord à des intervalles assez longs, puis ils devinrent plus fréquents, et enfin dans ces derniers temps ils se reproduisirent deux ou trois fois par semaine; mais le sang rendu était moins abondant qu'autrefois; au lieu d'être rouge et liquide, il était noir et présentait des caillots et des grumeaux de même couleur nageant au milieu d'un liquide visqueux, de couleur brun grisâtre. A peu près vers cette époque, les selles, jusqu'alors régulières, devinrent plus rares et la constipation s'établit avec des alternations de diarrhée. Les matières qu'il rendait alors étaient ordinairement mêlées de sang et avaient une odeur d'une fétidité insupportable.

Les forces déclinaient rapidement, l'émaciation devint extrême, il fut obligé de garder le lit et ne se soutenait plus qu'au moyen d'un peu de lait et de quelques potages maigres.

Le médecin qui l'avait soigné jusqu'au jour où je le vis, s'était retiré en annonçant à la famille qu'il avait le cancer de l'estomac et qu'il ne tarderait pas à succomber. Sa physionomie, la couleur de sa peau, en effet, étaient celles d'un cancéreux arrivé à sa dernière période, et les symptômes hémorrhagiques indiquaient évidemment qu'il existait une ulcération à l'estomac. Cette ulcération était-elle simple ou de nature maligne? J'explorai avec soin la région épigastrique et l'abdomen, opération que rendait facile l'extrême maigreur du malade; mais malgré les recherches les plus minutieuses je ne trouvai aucune tumeur. Une pression un peu forte sur la région du pylore provoquait une vive douleur;

mais c'était tout. Mon diagnostic fut donc ulcération de l'estomac; quant à la nature de celle-ci, je restai dans le doute, l'absence de tumeur me faisait espérer que l'ulcère était simplement d'origine inflammatoire, tandis que l'état général et surtout l'habitus extérieur du malade me ramenaient à l'idée d'une affection d'origine maligne.

Dans l'un et l'autre cas, le pronostic me paraissait excessivement grave.

Quant au traitement, mon embarras était grand. Beaucoup de médicaments avaient déjà été employés, et ils étaient restés inefficaces et la plupart même n'avaient pas été tolérés. Je ne voulais cependant pas jeter le malade dans le désespoir en me retirant sans lui prescrire un remède.

L'idée me vint alors de conseiller l'eau de Saltzbronn, sans rien en espérer, je l'avoue franchement; cependant, craignant qu'elle ne fût trop irritante, j'engageai le malade à ne prendre que trois demi-verres par jour, mêlés à une petite quantité de lait tiède; pour aliments quelques potages gras ou maigres à volonté. Je partis avec la conviction que je ne tarderais pas à apprendre que le malade était mort. Mon étonnement fut donc grand quand, huit jours plus tard, on vint me demander s'il ne pourrait pas augmenter la quantité d'eau minérale, car il sentait qu'elle lui faisait du bien. J'y consentis, et la quantité d'eau mêlée à 1/4 de lait et bue par petites doses à toute heure du jour fut successivement augmentée et portée à un litre. L'amélioration continua, mais très-lentement. Au bout d'un mois, le malade se dégoûta du lait et, sans me consulter, il but son eau pure de tout mélange, et s'en trouva bien. Inutile d'énumérer toutes les phases de cette cure; il me suffira de dire que le retour à la santé se fit d'une manière progressive, mais continue. La douleur diminua peu à peu; les vomissements de matière mélanée disparurent; les selles revinrent, et après les soupes et les potages, qui furent bien supportés, il essaya quelques aliments solides et put les digérer.

Avec l'appétit et la possibilité de s'alimenter, les forces reparurent, et il put se lever et se promener.

Pendant une année entière, il but l'eau de Saltzbronn. Au bout de ce temps il reprit ses travaux; la guérison était complète. Elle s'est maintenue depuis ce temps, car il n'y a pas un mois que j'ai vu ce malade et pu constater l'état florissant de sa santé.

CONSTIPATION.

La constipation, dit M. Chomel dans son *Traité de pathologie*, est l'état d'un individu dont les évacuations alvines sont rares, et les matières rendues dures et laborieusement excrétées.

La constipation est un épiphénomène de la plupart des maladies fébriles et inflammatoires; elle se manifeste dans presque toutes les affections paralytiques des centres nerveux; enfin, elle se produit souvent par obstacle mécanique, comme cela arrive quand des amas stercoraux ne peuvent pas progresser par suite de leur masse, ou bien lorsque le calibre intestinal est rétréci ou oblitéré, comme cela arrive dans la hernie étranglée, l'invagination intestinale, le cancer du rectum etc.

Quand elle est la conséquence d'un autre état morbide, elle persiste ou disparaît selon que celui-ci persiste ou disparaît. Cependant, quoique dans ce cas elle ne soit que symptôme secondaire, elle n'en est pas moins fâcheuse pour cela, et une des premières indications que le praticien a à remplir, c'est de la combattre.

Mais la constipation, qui est surtout du domaine des eaux minérales, est indépendante de toute autre maladie, ou du moins elle existe comme entité morbide principale. Elle est chronique, n'a aucune tendance à guérir spontanément, et dure aussi longtemps que la vie, à moins que l'art n'intervienne efficacement. Son origine est souvent obscure; elle se rencontre surtout chez les individus qui mènent une vie trop sédentaire, chez les gens de cabinet qui, absorbés par des spéculations de l'ordre intellectuel, oublient de donner satisfaction aux besoins matériels. L'oubli de la fonction en amène l'abolition. Elle se rencontre encore fréquemment chez les viveurs dont le régime trop succulent a, en forçant les organes digestifs à un travail exagéré, amené l'épuisement prématuré de ces organes. Chez ces individus, la muqueuse intestinale, chroniquement hyperhémiée, est d'une très-grande sécheresse et privée de l'enduit muqueux qui ramollit les matières et en favorise le glissement.

Les personnes nerveuses, les femmes hystériques sont également atteintes de ce genre de constipation. Chez ces malades, toute la force nerveuse semble avoir quitté les organes placés sous la dépendance du grand sympathique, pour se porter sur les nerfs de la vie de relation.

Enfin, on l'observe chez un grand nombre de vieillards, du reste très-bien portants. Toutes les fonctions ne s'affaiblissent pas également par les progrès de l'âge; chez les uns, c'est tel ou tel organe des sens, la vue ou l'ouïe par exemple; chez les autres, ce sont les fonctions de la miction ou de la défécation qui ressentent les premiers les atteintes de la sénilité.

Les constipations chroniques qu'on rencontre le plus fréquemment peuvent donc être classées de la manière suivante :

1° Constipation par perte de l'habitude;
2° » par défaut de sécrétion;
3° » par défaut d'innervation;
4° » par sénilité.

Quelle qu'en soit la cause, la constipation est une maladie opiniâtre, difficile à guérir et qui, si elle n'est en général que peu dangereuse pour la vie, n'en est pas moins pour cela fort désagréable et fort gênante.

La plupart des personnes étrangères à l'art médical s'imaginent qu'il suffit, pour vaincre une constipation constitutionnelle, d'administrer une ou plusieurs fois un purgatif un peu énergique, et que le résultat désiré sera d'autant plus sûrement atteint que les évacuations auront été copieuses, et leur nombre plus considérable. C'est malheureusement une grossière erreur : plus on purge, plus la constipation devient opiniâtre. Cependant, quand les évacuations alvines ne viennent pas spontanément, on est bien forcé de recourir à ces moyens, qui amènent du moins un soulagement momentané en attendant qu'on ait retrouvé, si la chose est possible, dans les différentes ressources de la thérapeutique, un moyen efficace de rétablir le cours naturel des matières. Mais quand ces moyens ont échoué, comme cela n'arrive que trop souvent, certaines eaux minérales, et Saltzbronn est de ce nombre, offrent encore aux malades la chance de guérir et la certitude d'un notable soulagement.

L'eau de Saltzbronn, quoique agissant vivement sur bien des personnes, n'est pas un purgatif énergique, et son action ne peut nullement être comparée à celle de nos drastiques. Dans les constipations opiniâtres, ou bien quand des amas stercoraux se sont accumulés dans les gros intestins, elle reste parfois impuissante, et bien des fois les deux ou trois premiers jours, on ne remarque aucun effet. Ordinairement une débacle a lieu au bout de ce temps, on continue alors les jours suivants à l'administrer selon les préceptes de la méthode purgative, en ayant soin d'en augmenter les doses ou de les diminuer, de manière à n'obtenir qu'une, au maximum deux évacuations par jour. Si la débâcle ne survenait pas, il faudrait la provoquer en avalant 20 ou 30 grammes de sulfate de magnésie, puis reprendre l'usage de l'eau minérale pure, dont les effets alors ne tardent pas, en général, à se manifester. Quelquefois il faut recourir plusieurs fois au sulfate de magnésie avant de voir se produire un résultat quelconque. Cependant, avec de la persévérance, on finit presque infailliblement par obtenir régulièrement une ou deux évacuations par jour. Cette nécessité de la persévérance dans certains cas vient encore de m'être prouvée par un cas dont je donne ci-après l'observation. C'est dans ces cas difficiles, et qui sont presque toujours la suite de l'abus des drastiques, que le café au lait, la soupe au lait avec du pain de son, les fruits acides, les raisins viendront puissamment en aide à l'action de l'eau minérale. Quand, d'une manière ou de l'autre, on sera arrivé au but que l'on s'est proposé d'atteindre, on devra continuer pendant quelque temps d'administrer l'eau minérale afin de maintenir les résultats obtenus. Ce temps varie nécessairement avec l'ancienneté et l'opiniâtreté de la maladie, et c'est au médecin à juger de l'époque où il pourra, sans crainte, en suspendant momentanément le traitement, voir si la guérison est radicale. Dans ce cas, les selles continuent comme les jours précédents; dans le cas contraire, la constipation reparaît promptement. Il faut avouer que la guérison est l'exception, et que la persévérance du mal est la règle. Cependant, quand on est arrivé au point que je viens de décrire, tous les symptômes incommodes disparaissent et l'amélioration est telle qu'on se croirait guéri si on n'était pas dans la nécessité de continuer indéfiniment à boire l'eau de Saltzbronn. Celle-ci a d'ailleurs l'avantage de ne pas produire de malaise, d'exciter l'appétit, d'être bue sans répugnance. Souvent on arrive à obtenir une évacuation quotidienne en la prenant avec du vin aux repas. Loin d'affaiblir les intestins, elle les fortifie, et je connais des personnes qui en prennent régulièrement tous les jours depuis dix ans, sans qu'elles en aient éprouvé le moindre accident, suite de son usage, et sans que son action thérapeutique, qui semblerait devoir s'émousser par une longue habitude, fût au bout de ce temps moins forte que le premier jour.

OBSERVATION I.

Mme X., âgée d'environ cinquante-cinq ans, d'une constitution très-nerveuse, a, dans sa jeunesse, ressenti quelques atteintes hystériques, qui se sont peu à peu complétement dissipées. Pendant le cours de cette affection nerveuse, survint une constipation intense, qui, vainement combattue par les remèdes usités en pareil cas, devint constitutionnelle et dure encore en ce moment, plus intense que jamais. Quand elle me fit appeler, il y avait dix jours qu'elle n'avait pas eu de selles. L'indication était pressante; deux doses de 60 grammes d'huile de ricin, 50 grammes de sulfate de magnésie furent vainement administrés, et je ne parvins à obtenir la débâcle qu'après avoir fait prendre une dose de 0gr,50 résine de jalap unie à 0gr,20 d'aloës, et en aidant l'action de ces drastiques par des lavements fortement évacuants. Il était évident que le soulagement obtenu de cette manière ne pouvait être que momentané, et que la constipation ne tarderait pas à reparaître aussi intense que jamais. En conséquence, j'engageai Mme X. à boire tous les matins, à jeun, un litre d'eau de Saltzbronn. Elle me dit qu'elle en avait déjà bu sans aucun succès; néanmoins, comme j'insistai vivement, elle consentit à en faire de nouveau l'essai, mais en me déclarant qu'elle est convaincue de l'inefficacité de cette eau. Les résultats des quinze premiers jours semblèrent lui donner raison; car l'eau minérale était absorbée sans aucun résultat apparent. Cependant le sulfate de magnésie, qui autrefois n'agissait plus, et auquel j'eus trois fois recours pendant ce temps, amenait des évacuations de plus en plus abondantes; cela indiquait que l'intestin redevenait plus sensible, moins inerte, et cela m'engagea à insister pour que la cure fût continuée. La malade eut lieu de s'en applaudir; le vingtième jour, une heure après l'ingestion de l'eau minérale, il survint une copieuse selle semi-liquide; le surlendemain la même chose eut lieu, et à la fin du mois, les évacuations commencèrent à devenir quoditiennes et abondantes. Huit jours plus tard, elle put réduire le nombre des verres à cinq, sans que la constipation reparût. Elle continua ainsi pendant quinze jours, après lesquels elle put abandonner la méthode purgative pour prendre la méthode digestive, et depuis cette époque il lui suffit de boire, à chacun de ses deux principaux repas du jour, deux verres d'eau pour avoir tous les jours une selle régulière, facile et de consistance normale. Mme X. porte l'eau de Saltzbronn aux nues et jure ses grands dieux qu'elle en fera usage toute sa vie, ne fût-ce que par reconnaissance; cependant jusqu'à présent c'est encore pour elle une nécessité d'en boire, car la constipation reparaît dès qu'elle tente de l'abandonner.

OBSERVATION II.

A., tailleur de sa profession, petite taille, tempérament bilioso-sanguin, pas de maladies antécédentes. Son régime est celui des paysans à l'aise, légumes, laitage, lard, viande de porc fraîche ou salée. Il boit rarement du vin, mais il a l'habitude d'avaler tous les matins un petit verre d'eau-de-vie; il ne s'enivre jamais.

A l'époque de la guerre d'Italie, il contracta, avec un entrepreneur de fournitures militaires, un traité d'après les clauses duquel il s'engageait à livrer un certain nombre de vêtements confectionnés dans un délai déterminé. L'ouvrage pressait, les ouvriers étaient rares, il eut peur de ne pas pouvoir satisfaire à ses engagements, et il se mit au travail avec une véritable frénésie. Nuit et jour à la besogne, il en oublia le boire et le manger, et de de crainte de perdre du temps, il résistait aussi longtemps que possible à la sensation qui le portait à donner satisfaction à certains besoins naturels. Bientôt cette sensation ne se fit plus sentir et une constipation intense se manifesta. L'état de fiévreuse surexcitation dans laquelle il vivait contribua également à amener ce résultat.

Il écouta les conseils d'un paysan, très-fort en médecine, et fit usage, pendant quelque temps, de la médecine Leroy, qui le soulagea d'abord, mais qui ne tarda pas à lui occasionner de telles douleurs d'entrailles qu'il y renonça. Il consulta alors des médecins et prit différents médicaments, qui, tous, aboutissaient au même résultat; à savoir que, pendant quelque temps, ces médicaments soulagaient, puis finissaient par s'user sans détruire le mal. L'eau de Niederbronn, bue à domicile, avait complétement échoué. Trois années s'étaient passées de cette manière et la constipation était devenue plus opiniâtre que le premier jour. De plus, A. commençait à s'affecter outre mesure de sa situation, il avait perdu l'appétit et était devenu hypochondriaque. Ce fut dans ces conditions qu'il vint me consulter. Un examen attentif me prouva l'absence de toute affection organique et me confirma dans l'idée que cette constipation était bien une constipation idiopathique. Je lui conseillai l'eau de Saltzbronn, méthode purgative. Comme il ne pouvait pas quitter ses affaires, il en fit chercher à la source et la but à domicile à la dose d'un litre par jour. N'en ayant pas obtenu d'effet, il augmenta la dose d'un demi-litre, et le cinquième jour à partir du début du traitement, il eut une évacuation liquide qui continua à se reproduire les jours suivants, environ trois quarts d'heure après l'ingestion du dernier verre d'eau. Mais ces selles étaient peu copieuses; ce n'étaient, à vrai dire, que des selles par regorgement; en conséquence, et dans le but d'ajouter l'action tonique à l'action purgative, je lui donnai le conseil de prendre en plus deux verres d'eau avec du vin, à son repas du soir. Il buvait de cette manière environ deux litres par jour. Vers la fin de la seconde semaine, les évacuations devinrent abondantes et se reproduisirent plusieurs fois par jour. Je luis fis diminuer la dose du matin, qui fut successivement réduite à un demi-litre. Les selles prirent peu à peu plus de consistance, et vers le vingt-cinquième jour du traitement elles étaient redevenues naturelles et quotidiennes. Alors la méthode évacuante fut complétement abandonnée, et la méthode digestive (deux verres aux deux principaux repas par jour) fut seule continuée pendant quinze jours. Au bout de ce temps, il put cesser tout traitement régulier. Les résultats obtenus se maintinrent; néanmoins, pendant près d'une année entière il fut encore obligé de reprendre de temps en temps l'usage de l'eau minérale. Il faisait cela dès qu'il sentait ses matières fécales redevenir plus dures et d'une expulsion difficile, et chaque fois ces symptômes alarmants ne tardaient pas à disparaître. A la fin de l'année il cessa définitivement l'usage de l'eau de Saltzbronn; la guérison était radicale.

MALADIES DU FOIE ET DES VOIES BILIAIRES.

Calculs biliaires et coliques hépatiques.

On trouve souvent dans la vésicule d'individus, morts de diverses maladies, des amas plus ou moins considérables de noyaux durs, le plus souvent d'une couleur nuancée de jaune et de vert. Leur volume varie depuis celui d'un grain de sable (gravelle hépatique) jusqu'à celui d'un gros œuf de poule (calculs biliaires); cependant ces gros calculs sont rares; « leur poids ne dépasse guère 50 centigrammes » (Grisolle). Presque toujours, les calculs biliaires sont formés de cholestérine pure ou unie à de la matière colorante ou a du mucus concret.

Souvent les calculs biliaires restent ignorés pendant toute la vie, tellement leur présence dans la vésicule biliaire réveille dans certains cas peu de sympathies; d'autres fois ils provoquent l'inflammation de ce réservoir ou des conduits qui en émanent, et produisent la perforation des parois membraneuses de ces cavités. La mort par péritonite aiguë ne tarde pas alors à s'ensuivre (une perforation de ce genre fut observée, d'après Columbus, sur le fondateur des jésuites, Ignace de Loyola).

Mais, le plus souvent, les calculs biliaires ne provoquent des douleurs que lorsqu'ils s'engagent dans le canal cystique et le conduit cholédoque. S'ils sont à l'état de sable, de gravelle hépatique, leur cheminement à travers ces canaux étroits se fait sans trop de peine, et il n'en résulte que des douleurs sourdes à l'hypochondre droit et quelques troubles gastriques; mais quand leur volume est considérable, souvent ils s'arrêtent en route, empêchent l'écoulement de la bile et produisent les cruelles douleurs de la colique hépatique, douleurs qui persistent des heures et des jours jusqu'à ce que, par une progression lente, le calcul soit tombé dans l'intestin. Alors toute souffrance violente cesse comme par enchantement.

La cholestérine forme, avons-nous dit, la plupart des calculs hépatiques. Elle existe dans le sérum du sang, dans la matière cérébrale, dans les nerfs, et elle constitue les paillettes brillantes qui se trouvent dans l'humeur vitrée de l'œil lorsque l'organe de la vision est atteint de la maladie décrite par les auteurs sous le nom de *synchisis étincelant*. Il est donc à peu près certain qu'elle est un produit formé dans la trame des tissus et des parenchymes sous l'influence du mouvement nutritif qui s'y accomplit, qu'elle constitue un véritable résidu de la combustion interstitielle et qu'elle n'est nullement un produit directement élaboré par le foie. Le foie, dans cette hypothèse, aurait au contraire pour rôle de débarasser le sang de cette substance excrémentitielle de la même manière que les reins ont pour rôle d'éliminer l'acide urique. L'acide urique dérive des substances azotées; la cholestérine est un dérivé des matières grasses. Tous deux sont insolubles ou du moins très-peu solubles dans les liquides de l'organisme. Lorsque tous les appareils fonctionnent avec leur régularité physiologique, que la circulation se fait avec l'énergie désirable et que les vésicules pulmonaires livrent à l'air atmosphérique une surface suffisante à l'accomplissement des phénomènes de l'endosmose gazeuse, l'hématose est parfaite, et la quantité d'oxygène introduite dans le sang permet aux combustions intraorganiques d'être complètes. Alors les substances azotées sont transformées en musculine, en créatine, en urée etc., principes solubles et par conséquent facilement éliminables; les substances grasses, complétement brûlées et transformées en gaz carbonique, sont chassées par l'exhalation pulmonaire et cutanée, et alors les quelques produits non suffisamment oxygénés, comme la cholestérine et l'acide urique, ne se forment qu'en quantité tellement faible que les reins d'une part et le foie de l'autre en débarrassent l'organisme sans qu'il en résulte aucun trouble de la santé.

Mais lorsque l'une et l'autre des conditions nécessaires à l'intégrité des fonctions hématosiques vient à manquer, l'oxygénation devient incomplète, les métamorphoses sont arrêtées avant d'avoir subi leur dernière évolution, et la production de l'acide urique et de la cholestérine devient tellement considérable que l'urine d'une part, la bile de l'autre, ne pouvant plus maintenir en dissolution ces substances, celles-ci cristallisent et forment des dépôts soit dans les reins ou la vessie, soit dans la vésicule biliaire ou les conduits cystiques ou cholédoques. Ce sont ces dépôts qui constituent la gravelle rénale et les calculs urinaires ou la gravelle hépatique et les calculs biliaires. Peut-on, de cette similitude dans le mode de formation de ces deux espèces de calculs, conclure qu'on devra toujours les rencontrer en même temps sur le même individu? Nullement, car selon telle ou telle circonstance, dépendant de la température, de la nature des aliments, du genre de vie et de l'idiosyncrasie individuelle, ce seront tantôt les substances azotées, tantôt les substances hydrocarbonées qui n'arriveront pas au terme de leurs métamorphoses. Il y aura donc de la gravelle urique chez l'un, des calculs de cholestérine chez l'autre; mais on ne trouvera que rarement réunies sur le même individu ces deux sortes de concrétions.

Si cette théorie de la formation des calculs est vraie, il est évident que l'on devra rencontrer ces calculs chez les individus chez lesquels l'hématose est pour ainsi dire rendue fatalement incomplète par suite des conditions hygiéniques dans lesquels ils vivent. C'est ce qu'on observe, en effet, et les auteurs classiques s'accordent pour affirmer que c'est chez les gens de lettres et surtout chez les prisonniers que les calculs hépatiques se remarquent le plus souvent.

Une autre observation qui vient à l'appui de la théorie, c'est que des concrétions souvent très-volumineuses s'observent presque constamment dans le corps des animaux hibernants, c'est-à-dire des animaux qui, après avoir fait provision de graisse, restent ensuite des mois entiers, vivant au détriment de cette graisse, sans bouger et respirant à peine.

Ces calculs étant, comme nous l'avons vu, fort désagréables par les douleurs sourdes et continues qu'ils occasionnent lorsqu'ils ne sont qu'à l'état de sable, et pouvant, lorsque leur volume est plus considérable, occasionner les horribles souffrances de la colique hépatique et même la mort par perforation des voies biliaires ou par l'obstacle qu'ils peuvent mettre à l'écoulement de la bile, il est important d'en prévenir la formation et d'en favoriser la dissolution, l'expulsion autant que possible.

L'eau de Saltzbronn jouit de propriétés telles que l'on peut affirmer *a priori* que son usage sera éminemment salutaire. Le bon sens indique qu'il n'y aura pas lieu d'y recourir au moment de la crise hépatique. Alors les remèdes pharmaceutiques dont l'expérience a consacré les vertus devront nécessairement être mis en usage. Mais la crise passée et dans le but d'en prévenir les retours probables, peu de moyens doivent être préférés à cette eau.

En effet, par ses propriétés chimiques elle agit sur le sang en en augmentant l'affinité pour l'oxygène. Elle favorise donc l'hématose et attaque la cause même qui produit le mal. De plus, par ses carbonates, elle facilite la dissolution de la cholestérine. Celle-ci se produisant d'une part en quantité moins considérable qu'auparavant, et trouvant d'autre part un véhicule plus propre à la maintenir en dissolution, il en résultera qu'elle passera dans la bile sans aucune tendance à se précipiter et sera facilement entraînée avec elle dans le duodénum sans avoir formé de dépôt en route.

On comprend cependant que par suite d'un long repos, d'une stagnation prolongée, la bile ainsi chargée de cholestérine pourrait en laisser déposer une partie, qui alors contribuerait à former des concrétions. Il importe donc, afin d'éviter cette stagnation, de favoriser autant que possible l'écoulement rapide du contenu de la vésicule biliaire. L'eau de Saltzbronn, par ses propriétés purgatives, agit encore en ce sens. Vichy, dont la réputation est si grande pour tout ce qui concerne les maladies du foie, exerce par ses sels alcalins une action hématosique analogue et une action dissolvante probablement supérieure à celle de Saltzbronn; mais Vichy étant complétement privée de propriétés purgatives, il est évident que son influence sur l'écoulement de la bile est nulle, et que par conséquent elle satisfait moins bien que Saltzbronn à cette dernière et importante indication que réclame le traitement de l'affection qui nous occupe en ce moment.

Ce traitement empêchera donc la formation de nouveaux dépôts de cholestérine, favorisera même l'expulsion du gravier, qui déjà formé pourra encore facilement être entraîné par la bile au moment où elle se déverse dans l'intestin; mais aura-t-il de l'influence sur les véritables calculs, les concrétions un peu volumineuses? Cela n'est pas probable, car le plus souvent il faudrait, pour les dissoudre, faire passer par les voies biliaires une telle quantité de principes alcalins qu'il en résulterait des troubles généraux plus graves que la lésion qu'on veut détruire. Heureusement que lorsque la gravelle hépatique et les calculs assez petits pour pouvoir s'engager dans le canal cystique et le conduit cholédoque ont été entraînés dans les intestins, les calculs trop gros pour suivre le même chemin peuvent rester dans la vésicule biliaire toute la vie sans faire naître aucun trouble et sans même que l'on se doute de leur présence. C'est donc comme si on était guéri radicalement.

OBSERVATION.

X... était un pauvre malheureux qui avait pour habitation une misérable barraque privée d'air et de lumière. Sa nourriture était grossière, elle consistait surtout en pommes de terre et en haricots (substances riches en produit hydrocarbonés). Il vivait de contrebande et de braconnage et avait déjà à plusieurs reprises été condamné pour délits de ce genre à d'assez longues détentions. C'était un homme d'environ cinquante ans, sec et nerveux, doué d'une grande énergie morale. En 1865 on vint m'appeler en me priant de me hâter autant que possible, car il était, me dit-on, à toute extrémité. A mon arrivée, je le trouvai, se tordant sur son grabat, les traits contractés et poussant des cris et des gémissements. La température de son corps était normale, son pouls nullement accéléré, sa face présentait une légère teinte ictérique, il avait des nausées continuelles et des vomissements aqueux. Son anxiété était extrême, il se plaignait surtout d'une douleur lancinante atroce dans l'hypochondre droit. Il avait toute son intelligence et me raconta qu'il y a environ trois ans, peu de temps après sa dernière sortie de prison, il avait été pris d'accidents semblables qui s'étaient spontanément dissipés après avoir duré deux heures, mais que depuis cette époque il éprouvait trois ou quatre fois par an des récidives du même mal, qui chaque fois le surprenait brusquement en pleine santé, mais que jamais la crise n'avait été aussi forte et aussi longue que la crise actuelle, qui durait depuis trente-six heures avec une intensité croissante.

L'abdomen était dur et rétracté, mais nullement douloureux; toute pression exercée sur l'hypochondre droit était insupportable, tellement elle exaspérait les douleurs spontanées dont cette région était le siége. Le volume du foie ne me parut pas augmenté; mon diagnostic ne pouvait être douteux, c'était bien à un accès aigu de colique hépatique que j'avais affaire. Je lui prescrivis des frictions laudanisées, une potion à l'éther et à la belladone, et 50 grammes huile de ricin. Dans la nuit suivante il eut plusieurs vomissements bilieux et d'abondantes évacuation alvines. Le lendemain il était guéri; tous les symptômes alarmants de la veille s'étaient évanouis comme par enchantement, il n'en restait qu'un peu de sensibilité dans la région hépatique et un léger degré d'ictère qui disparut au bout de quelques jours.

Dans l'espoir de prévenir les fréquentes récidives de cette cruelle maladie, je l'engageai alors à prendre l'eau de Saltzbronn à la dose de quatre à cinq verres le matin comme purgatif, et le soir en se couchant à la dose de deux verres, dans le but de produire un certain effet altérant; quant au régime et à l'hygiène il ne pouvait être question de les changer. X... suivit mes prescriptions et fit pendant six semaines usage de l'eau qu'il faisait chercher à la source, ne voulant pas y aller lui-même. Au bout de ce temps il y renonça, car il ne se sentait plus malade. Une année plus tard, je le revis et il m'affirma que depuis sa dernière atteinte il n'avait plus rien ressenti. J'ignore si ces heureux effets se sont maintenus, car je l'ai complétement perdu de vue.

Engorgement du foie.

« On doit entendre par *engorgement du foie* un accroissement « de volume partiel ou général de cet organe, ne comportant « qu'une altération aussi peu prononcée que possible de sa tex- « ture, et susceptible d'une résolution assez complète pour que le « foie puisse revenir à ses conditions normales d'organisation. » (*Eaux minérales*, Durand-Fardel, p. 613).

Ainsi défini et compris de cette manière, l'engorgement ne peut guère se produire que par l'un des procédés suivants :

Ou bien les produits sécrétés par la glande hépatique, ne trouvant pas un libre écoulement, s'y sont arrêtés et s'y sont accumulés en subissant diverses modifications qui résultent de leur stagnation.

Ou bien, sous l'influence de congestions fréquemment renouvelées, le réseau veineux qui sillonne cet organe en tous sens, presque à la façon d'un tissu érectile, s'est laissé distendre et le sang retenu dans ces canaux dilatés s'y est coagulé et les a obstrués d'une manière plus ou moins complète.

Ou bien, enfin, à la suite d'inflammations de plus ou moins de durée, il y a eu des exsudats de lymphe plastique, laquelle, après s'être infiltrée entre les mailles du tissu propre du foie, a subi prématurément un commencement d'organisation, de sorte que la résorption en a été arrêtée et ne s'est pas faite en même temps que l'inflammmation se résolvait.

Dans tous ces cas, le volume du foie est augmenté dans toute sa masse ou dans l'une de ses parties, sans que le foie lui-même ait subi d'altération dans sa structure intime, de sorte que pour rendre à cette glande son volume normal et son aptitude fonctionnelle, il suffit d'obtenir la résorption de ces dépôts de matière étrangère, qui le distendent de la même manière qu'on distendrait artificiellement un tissu spongieux quelconque, en y pratiquant une injection avec une substance liquide, mais de nature à se figer rapidement, de la cire fondue par exemple.

On comprend qu'en faisant passer par le foie des substances qui, comme les chlorures, sulfates et carbonates alcalins, jouissent de la propriété de fluidifier la fibrine du sang et de liquéfier les coagulums albuminoïdes, on se place dans des conditions telles que la résolution de ces dépôts morbides devient possible; on comprend également que cette résolution sera singulièrement favorisée par l'usage d'une eau qui joindra à l'action chimique des alcalins l'action fondante spécifique des bromures et qui jouira de, plus par ses qualités purgatives, de la propriété d'imprimer une grande activité aux phénomènes vitaux qui président aux fonctions circulatoires et sécrétantes du foie. L'eau minérale de Saltzbronn, grâce à sa composition chimique, exerce précisément cette action fluidifiante et fondante, de plus elle est purgative et elle stimule l'activité fonctionnelle de la glande hépatique. Son usage est donc formellement indiqué dans les cas d'engorgement du foie.

Les maladies organiques sont malheureusement au-dessus de la puissance des eaux minérales, aussi bien que de celle des autres médicaments de la matière médicale. Il est évident que lorsque la suppuration aura transformé en putrilage le tissu propre du foie, quand la cirrose aura transformé ce tissu en tissu lardacé, et quand le cancer y aura déposé ses cellules destructives, aucune eau minérale, pas même Vichy, Vals et Carlsbad, ne sauvera le malade. Cependant dans quelques cas particuliers, ces eaux, à côté desquelles je n'hésite pas à placer Saltzbronn, pourront encore rendre quelques services et même paraître exercer une influence favorable à la guérison. Cela arrivera lorsque, à coté de la lésion organique, dont la marche est généralement longue et dont les progrès se font souvent d'une manière insidieuse, existe un engorgement consécutif aux troubles que la lésion organique a amené dans la circulation hépatique. Bien des fois, dans ces cas, les eaux que je viens de citer font, en déterminant la résolution de l'engorgement, croire à la guérison, car le soulagement qu'elles procurent est considérable. Et si malheureusement la maladie principale, poursuivant son cours fatal, ne tarde pas à détruire impitoyablement toutes les illusions que ces améliorations du moment ont pu faire naître, il ne s'ensuit pas moins que, grâce à ces eaux, quelques jours de bonheur et d'espoir sont venus adoucir l'amertume des derniers moments des infortunés atteints de ces affections incurables.

Les symptômes de l'engorgement du foie sont les suivants :

Augmentation plus ou moins considérable, générale ou partielle, du foie, qui dépasse le rebord des fausses côtes et peut être facilement senti à la palpation. Cette augmentation se fait régulièrement, il n'y a pas d'inégalités ni de bosselures.

Pesanteur à l'hypochondre droit, quelquefois douleur obtuse augmentant par la pression.

Jamais de fièvre, rarement de l'ictère.

Si l'engorgement est considérable, il peut en résulter de l'oppression et de la toux par suite du refoulement du diaphragme.

Anorexie alternant quelquefois avec une exagération de l'appétit. Digestions lentes, pénibles.

Amaigrissement et à la fin dépérissement qui ferait facilement croire à une grave lésion organique. Du reste, il est certain que l'engorgement peut à la longue amener une lésion de ce genre.

OBSERVATION.

La femme M..., mère de plusieurs enfants, âgée de quarante-cinq ans, vigoureusement constituée, eut une vive altercation avec son mari. Ses règles, qu'elle avait au moment de la querelle, se supprimèrent immédiatement, et elle ressentit par tout le corps un violent frisson. Deux jours plus tard suvint un ictère intense, accompagné de fièvre, de vomissements et d'une douleur poignante dans le côté droit. Toute pression exercée sur cette région exacerbait cette douleur et je pus constater que le foie, augmenté de volume, dépassait les dernières côtes de la largeur de la main.

Je diagnostiquai une hépatite aiguë : saignées, sangsues, calomel et frictions d'onguent mercuriel. Pendant quinze jours, la malade fut entre la vie et la mort. Enfin, elle entra en convalescence et peu à peu la fièvre, les douleurs et l'ictère disparurent et les forces revinrent. Le foie cependant restait volumineux, c'est pourquoi j'ordonnai un vésicatoire qu'on devait maintenir en suppuration pendant vingt-cinq jours encore sur l'hypochondre droit.

Pendant une année entière, je n'entendis plus parler de cette femme. Je l'avais complétement oubliée, lorsque je la vis arriver à ma consultation. Elle était amaigrie, paraissait souffrante ; la peau avait sa coloration normale, mais la sclérotique présentait une teinte jaunâtre. Elle me raconta que le vésicatoire lui ayant fait mal, elle l'avait supprimé au bout de cinq jours, et que depuis cette époque, elle avait cessé tout traitement, espérant que le temps suffirait pour amener une guérison complète, mais que malheureusement son espoir avait été complétement déçu et qu'elle devenait de plus en plus malade. Le récit qu'elle me fit ensuite de ses souffrances coïncidait entièrement avec le tableau des symptômes de l'engorgement du foie que je viens de d'écrire ci-dessus. Je pus constater que le foie avait conservé le volume exagéré qu'il avait à l'époque de la disparition des accès inflammatoires aigus, et qu'il était peu sensible à la pression, qui, quoique assez énergique, n'y réveillait qu'une sensation assez obscure.

De cet interrogatoire et de cet examen je conclus que les troubles actuels devaient être la conséquence d'un engorgement du foie consécutif à la résorption incomplète des exsudats plastiques de l'inflammation aiguë survenue l'année précédente. En conséquence je lui conseillai de boire tous les matins à jeun quatre à cinq verres d'eau de Saltzbronn. Cette dose suffit pour lui procurer d'abondantes évacuations alvines. Un mois après, l'appétit était revenu, les forces avaient sensiblement augmenté et les douleurs de l'hypochondre droit et de l'épigastre avaient disparu.

Cependant on sentait toujours que le foie, quoique diminué de volume, était encore un peu hypertrophié. Elle cessa son traitement minéral; l'effet résolutif continua néanmoins, et environ trois mois plus tard je pus constater que la santé générale de cette femme était excellente, et que l'organe hépatique avait repris ses dimensions normales.

Ictère.

La coloration en jaune des téguments par la matière colorante de la bile a reçu le nom d'*ictère* (jaunisse).

Ce n'est souvent qu'un symptôme d'un grand nombre de maladies du foie.

Quand ces maladies sont opiniâtres, graves on incurables, l'ictère est intense, dure très-longtemps et souvent ne disparaît qu'avec la vie.

Quand ces maladies sont bénignes, l'ictère participe de leur bénignité et ne tarde pas à disparaître complétement. Assez fréquemment cependant, l'ictère survient d'une manière brusque, le plus souvent sous l'influence d'une vive impression morale, comme la joie, la frayeur et surtout la colère. On dit alors qu'il est essentiel, car il ne paraît pas, dans ce cas, être l'expression symptomatique d'une altération du foie. Dans tous les cas, s'il y a altération, ce n'est qu'une altération fugitive, fonctionnelle, produite par une modification, dépendant de l'innervation. La douleur et la joie font couler les larmes, le dégoût excite la salivation, la peur engendre la diarrhée ; pourquoi la colère ne provoquerait-elle pas la sécrétion d'une quantité exagérée de bile qui, ne pouvant pas être excrétée assez rapidement, serait résorbée, passerait dans le sang et communiquerait aux tissus la nuance des principes colorants qu'elle renferme ?

Quoi qu'il en soit de cette supposition, il est constant qu'on voit fréquemment des cas d'ictère survenir brusquement à la suite d'une vive impression morale, persister et disparaître sans qu'il soit possible de trouver aucun signe indiquant que le foie a été malade.

Le plus souvent, l'ictère essentiel a une courte durée, est accompagné de symptômes peu intenses et se résout sous la seule influence de quelques précautions hygiéniques ou de quelques laxatifs doux. Cependant j'ai vu deux cas où il durait depuis plus de deux mois, et malgré différents traitements la coloration jaune des téguments ne disparaissait pas. Il n'y avait pas d'autres symptômes qu'un peu d'anorexie, de la lenteur dans les digestions et un certain degré de faiblesse générale. La palpation et la percussion du foie ne fournissaient que des signes négatifs. Au bout de trois semaines d'usage de l'eau minérale de Saltzbronn, à dose laxative, tous ces symptômes avaient disparu et la peau avait repris sa coloration normale.

CONGESTION.

Congestion cérébrale chronique.

Il ne peut être question ici de ces congestions actives qui subitement, comme un coup de foudre, frappent les individus au milieu des attributs de la santé la plus florissante et éteignent subitement la sensibilité, la motilité et l'intelligence. La congestion dont je veux parler a une marche moins rapide, des symptômes moins intenses, elle ne supprime pas en un instant le plus noble attribut de l'homme, la raison; mais par sa durée et ses récidives, par la persistance des troubles qu'elle entraîne à sa suite et par les graves maladies dont elle est souvent le point de départ, elle constitue une maladie fort désagréable, très-incommode et qui inquiète beaucoup les malades, dont elle empoisonne l'existence.

Les causes déterminantes ordinaires de la congestion cérébrale chronique sont : les travaux trop assidus de l'esprit, les impressions morales vives, les violents exercices du corps, une nourriture trop excitante, l'abus des spiritueux et des boissons excitantes, les excès vénériens. Les maladies du cœur, des poumons, la compression des vaisseaux du cou par une cause quelconque, morbide ou mécanique, agissent dans ce sens par l'obstacle qu'elles mettent au retour du sang veineux. La constipation agit également par la gêne qu'elle apporte dans la circulation abdominale.

Les personnes sujettes à cette maladie ont généralement la face rouge, le cou court et gros, les veines cutanées saillantes; elles sont toutes irritables, disposées à l'hypochondrie. Tout travail intellectuel leur est pénible. Elles éprouvent des vertiges, de la céphalalgie, elles croient avoir un poids sur la tête, elles ont des bourdonnements d'oreilles. Leur appétit est variable, et elles ne peuvent, sans augmenter leurs souffrances, boire ni vin ni liqueurs fortes. Souvent il existe de la constipation.

Le repos, une promenade à l'ombre, quelques lotions fraîches sur la tête, une saignée dissipent souvent ces symptômes, mais ils ne tardent pas à reparaître, et persistent avec une intensité variable pendant des années entières; quelquefois ils disparaissent avec l'âge, souvent ils aboutissent à une congestion active, à une hémorrhagie qui tue en quelques heures; bien des fois ils finissent par déterminer des altérations de la pulpe cérébrale, dont la terminaison est presque constamment fatale.

Les émissions sanguines générales et locales sont certes les plus efficaces de tous les moyens à employer contre la congestion cérébrale. Malheureusement, quand celle-ci est chronique, l'amélioration qu'elles procurent n'est que momentanée, le mal reparaît, et il est évident que bientôt arrive un moment où l'on est forcé de recourir à une autre méthode de traitement. Les purgatifs sont alors une ressource précieuse, car par la révulsion qu'ils exercent sur les intestins, ils attirent le sang vers la cavité abdominale, et tendent à produire la déplétion des autres organes. L'eau de Saltzbronn présente sur les purgatifs pharmaceutiques l'avantage de pouvoir être continuée très-longtemps sans troubler les fonctions digestives, et de plus, mieux que tout autre moyen, elle empêche les récidives en communiquant, par ses sels à base alcaline, au sang une fluidité suffisante pour que la circulation en devienne plus facile et que les stases de ce liquide dans les veines ne se reproduisent plus que difficilement.

OBSERVATION I.

X..., employé d'une administration publique dans un poste sédentaire, éprouvait depuis de longues années les symptômes ci-dessus indiqués. C'est un homme de cinquante ans, bien constitué, de taille moyenne. Son faciès est coloré ; il a le cou court, les veines du front proéminentes. Pas d'autre maladie. Dans son enfance, à l'époque de la puberté, il eut de fréquentes hémorrhagies nasales ; plus tard, ces hémorrhagies devinrent plus rares, sans cesser complétement. Elles étaient précédées de violentes céphalalgies, qui duraient quelquefois quinze jours à trois semaines, et suivies d'une période de calme et d'un soulagement remarquable.

Depuis une vingtaine d'années, ces épistaxis ont disparu, ainsi que ce qu'il appelle ses accès de migraine; mais ces derniers ont été remplacés pour une douleur frontale sourde, obtuse, continue, qui s'aggrave par suite du moindre écart de régime ou par la moindre infraction de l'hygiène. Préoccupé de cet état, qui le force à se tenir à l'écart et à se priver de la plupart des jouissances de la vie sociale, il est devenu sombre, inquiet, irritable. Plusieurs traitements n'ont produit qu'un soulagement de peu de durée, d'autres ont été complétement infructueux.

D'après mes conseils, il but pendant trois mois tous les matins de l'eau de Saltzbronn. Les effets en furent remarquables. Les selles se régularisèrent, les phénomènes d'hyperhémie cérébrale disparurent, et au bout de ce temps, il se crut complétement guéri. Cependant, s'il m'écoute, il continuera l'usage de l'eau pendant plusieurs années, car un état aussi invétéré ne peut guère être modifié d'une manière durable que par la persévérance du traitement.

OBSERVATION II.

Une cause assez fréquente d'hyperhémie cérébrale, c'est la suppression d'une hémorrhagie habituelle ayant son siége dans un autre organe.

Madame V., âgée de 48 ans, a, depuis deux ans, vu ses règles disparaître. Cette évolution s'était accomplie sans amener le cortége des incommodités qui accompagnent si fréquemment l'âge critique. C'est une femme fortement constituée, de haute taille, elle a eu plusieurs enfants, est habituée aux travaux de la campagne et aux soins d'un ménage rustique, et sait à peine ce que c'est que d'être malade. A peu près un an après qu'elle eut vu pour la dernière fois ses règles, elle fut prise subitement d'éblouissement, de perte de connaissance et tomba à la renverse. La sage-femme du village lui pratiqua une saignée, et le lendemain tout était rentré dans l'ordre, sauf un peu de lassitude dans les membres et un peu de vague dans les idées. Depuis cette époque, elle éprouva à trois reprises les mêmes phénomènes; chaque fois on eut recours à la saignée, et chaque fois il y eut du soulagement. Peu à peu, son mal se modifia et prit une marche chronique. De temps en temps les vertiges reparaissaient, mais avec une moindre intensité que précédemment; la perte de connaissance n'était plus complète, et elle avait, quand elle se sentait prise, le temps de s'asseoir, d'appeler du secours. Au bout d'une heure tout se calmait. Dans ces derniers temps, ces accès se reproduisaient plusieurs fois par semaine, au point qu'elle n'osait plus rester seule. Sauf un peu d'anhémie causée par les saignées et un peu de céphalalgie après l'accès, cette femme se portait bien ; l'absence de tout phénomène convulsif éloignait l'idée d'attaques épileptiques, il n'y avait aucun symptôme hystérique. Je pensai pouvoir attribuer ces phénomènes à des congestions cérébrales fugitives et peu intenses; en conséquence, je lui conseillai l'eau de Saltzbronn; quatre verres tous les matins suffirent pour lui procurer tous les jours deux ou trois évacuations. Elle ne tarda pas à éprouver du soulagement; au bout de six semaines, les vertiges disparurent complétement, et au bout de trois mois elle se sentit guérie. Une année s'est passée depuis cette époque et la guérison s'est maintenue.

OBSERVATION III.

F., âgé de quarante-cinq ans, espèce de colosse, carrure d'athlète, cou court et gros, tête enfoncée entre les épaules, face d'un rouge écarlate qui le ferait facilement prendre pour un ivrogne s'il n'était pas au contraire d'une sobriété exemplaire, est depuis longtemps atteint d'une hypertrophie considérable du cœur. Sous l'influence des troubles circulatoires dus à cette lésion, il ressent souvent de la pesanteur dans la tête, de la céphalalgie, il a des vertiges et parfois sa parole est embarrassée. Le moindre exercice un peu violent, le plus petit écart de régime font naître ces phénomènes ou les augmentent. Un matin, il se lève comme d'habitude et veut s'habiller, un nuage lui passse devant les yeux, il tombe à la renverse; une seconde après, il cherche à se relever et n'y parvient pas. Il s'aperçoit alors avec effroi qu'il est paralysé d'un bras et d'une jambe.

Un traitement actif fut employé, et trois semaines après cet accident, F. put se lever et faire quelques pas, mais la faiblesse de la jambe était toujours très-grande et la paralysie du bras restait complète. Cependant peu à peu les phénomènes les plus alarmants s'atténuèrent et au bout de trois mois les forces revinrent assez pour qu'il pût faire quelques promenades dans les environs; mais le bras, quoiqu'il pût le remuer, restait toujours tellement affaibli qu'il ne pouvait s'en servir pour un travail demandant la moindre vigueur.

A partir de ce moment, le retour vers la santé sembla rester stationnaire, et six mois après l'accident, F. traînait encore la jambe quand il marchait et ne remuait le bras malade qu'avec peine. A cette époque reparurent également quelques-uns des symptômes (vertiges, douleurs de tête) qu'il avait ressentis pendant de longues années avant le jour de l'accident, mais qui avaient disparu ce jour-là.

La persistance des phénomènes paralytiques et la réapparition de ces douleurs affectèrent F. au point qu'il en perdit tout courage et devint sombre, triste, découragé. Un peu de constipation étant survenue, cela me donna l'idée de lui conseiller de prendre l'eau de Saltzbronn à dose purgative. Environ trois semaines plus tard, je revis le malade, qui me dit que ses selles s'étaient régularisées, et que depuis quelques jours il lui semblait que le brouillard qui lui pesait sur la tête se dissipait et que son bras reprenait des forces. Je conçus alors l'espoir que peut-être il serait possible d'obtenir par ces eaux une guérison définitive, aussi l'engageai-je vivement à en continuer l'emploi et à ajouter à la dose du matin une seconde dose de deux à trois verres vers le soir, dans le but de joindre les effets altérants aux effets purgatifs. Le malade se conforma à ces prescriptions, et à partir de cette époque, la guérison fit des progrès sensibles et continus, et environ quatre mois plus tard, tous les phénomènes de paralysie avaient disparu.

L'hypertrophie cardiaque est malheureusement incurable, de sorte que cette cause de congestion persiste toujours et force F. à faire plusieurs fois par an usage de l'eau de Saltzbronn, sans quoi les maux de tête et les vertiges ne tardent pas à reparaître et à lui rendre l'existence insupportable.

Quoique le résultat obtenu ne soit pas complet dans cette observation, il ne s'ensuit pas moins que les effets produits dans cette circonstance par l'eau de Saltzbronn sont remarquables, car indépendamment de l'hyperhémie habituelle, il existait dans la pulpe cérébrale une lésion produite par l'hémorrhagie survenue dans la matinée où s'étaient déclarés les symptômes paralytiques. Or les effets de l'eau ne s'étaient pas seulement bornés à exercer leur influence habituellement favorable sur les phénomènes congestifs, mais ils avaient encore contribué d'une manière évidente à hâter, sinon à déterminer, la résolution du caillot sanguin épanché dans la substance même de l'encéphale. On peut donc conclure de là qu'il est probable que l'eau de la source de Saltzbronn serait d'un usage favorable dans les affections consécutives à l'hémorrhagie cérébrale.

CONGESTIONS RACHIDIENNES CHRONIQUES.

L'étude ces affections est encore pleine d'incertitude, et leur existence n'a pas encore été établie d'une manière rigoureuse par des recherches nécropsiques. Cependant il n'est pas rare de voir, après un abus des forces musculaires, après des excès vénériens ou des refroidissements, survenir brusquement des symptômes tels que: paraplégie, tremblement des membres, fourmillements, mouvements convulsifs, même tétaniques, douleurs dans le dos, troubles dans les fonctions de la vessie ou du rectum. Or, quand ces symptômes disparaissent après une durée assez courte pour ne plus jamais revenir ou bien pour ne reparaître qu'après un temps plus ou moins long, il est difficile de comprendre ces brusques changements autrement que par des congestions fréquemment répétées. Ollivier, d'Angers, dans son *Traité des maladies de la moelle*, rapporte des faits de ce genre qu'il n'hésite pas à attribuer à la congestion rachidienne.

Quand on observe avec quelque soin les maladies propres de la moelle ou de ses enveloppes dans leur marche lente et progressive, on voit que cette progression ne se fait pas d'une manière régulière et uniforme, mais que le plus souvent il y a des périodes de calme, pendant lesquelles le malade croit toucher à la guérison, et que ces périodes sont brusquement interrompues par des crises douloureuses pendant lesquelles tous les symptômes s'aggravent. Or l'esprit se refuse à croire que des maladies comme une myélite chronique, un ramollissement etc., présentent de telles irrégularités dans leur marche. Il est donc rationnel d'admettre que ces irrégularités, ces variations rapides sont le fait de congestions rachidiennes intercurrentes, congestions dont la répétition fréquente ne peut qu'imprimer une plus grande activité au travail de destruction qui s'accomplit déjà dans la substance propre de la moelle.

On peut donc admettre deux sortes de congestions rachidiennes, la première qui est primitive et indépendante de toute autre lésion ; la seconde qui ne se présente que comme complication de la plupart des maladies spinales organiques. Dans le premier cas, c'est une maladie fort désagréable et fâcheuse par son opiniâtreté; dans le second cas, la coexistence d'une lésion organique ajoute encore à la gravité du pronostic.

Les ventouses dans le dos, des révulsifs cutanés ou intestinaux, les douches et les lotions froides sont généralement utiles. Dans les cas opiniâtres, l'eau de Saltzbronn rendra d'ordinaire de grands services. Elle agit ici de la même façon que dans l'hyperhémie cérébrale; de plus, par son bromure, elle exerce une action pour ainsi dire spécifique contre l'hyperhémie des vaisseaux rachidiens.

OBSERVATION.

B., âgé de quarante-cinq ans, marié, père de plusieurs enfants, est employé d'une administration publique. Jamais il n'a eu de maladies vénériennes, ce qui ne veut pas dire qu'il n'a pas usé et même abusé des plaisirs de l'amour. Il y a dix ans qu'il fut atteint à la suite d'une course à cheval, par un temps humide et froid, de douleurs vives dans le dos et les reins. Il fut obligé de garder le lit pendant près de cinq semaines; la violence des douleurs l'empêchait de se remuer. En même temps survint une constipation intense et un peu de dysurie.

Un traitement antiphlogistique fut employé; on le saigna, on lui administra plusieurs purgatifs; il fit des frictions avec une pommade dont il ne peut nous indiquer la composition. Son état s'améliora et il put se lever; mais une douleur sourde lui était restée dans le dos, et les selles étaient toujours difficiles. Il reprit ses fonctions, mais bientôt il fut forcé de les interrompre de nouveau, car la fatigue lui occasionnait des rechutes incessantes.

Pendant trois à quatre ans, il eut recours à tous les traitements qui lui furent conseillés, sans obtenir d'autre résultat qu'un soulagement temporaire.

Son état, quand je le vis, était le suivant :

Face pâle, amaigrie, portant l'empreinte de la souffrance; taille légèrement inclinée à droite, parole facile, intelligence complète et vive, démarche un peu lente, mais sans tremblement.

Constipation opiniâtre, dysurie.

Douleurs obtuses dans le dos, sensation analogue à celle que produirait une ceinture autour de la taille.

Toux quinteuse, convulsive et sèche.

Tous les jours, tous les quatre jours, au plus tous les dix ou douze jours, il éprouve un redoublement de maux. Alors, aux symptômes ci-dessus s'ajoutent des douleurs atroces dans les deux jambes, douleurs fulgurantes qui viennent comme des éclairs, durent quelques minutes, amènent de violentes secousses dans ces membres, puis disparaissent pour reparaître quelques instants après. Cela dure d'une demi-journée jusqu'à trois jours, cesse et recommence après une relâche de peu de durée. Au moment de la crise il est obligé de se coucher ; dans les intervalles des crises, il ne peut marcher que soutenu par quelqu'un. Après vingt-quatre heures de calme, les forces reviennent, et il peut sortir, faire quelques courses, mais il est très-vite fatigué.

En l'auscultant, je constate l'intégrité des organes thoraciques ; la toux, dont, du reste, le caractère spasmodique m'avait indiqué la nature probable, est donc nerveuse.

Le ventre est rétracté, mais indolore; il n'y a rien d'anormal. La sensibilité n'est abolie nulle part; dans le dos elle est exaltée, et une pression ou plutôt un frottement sur les apophyses épineuses fait naître un sentiment pénible, vers les trois dernières vertèbres dorsales. Il y a une incurvation vers la droite de la colonne rachidienne, mais aucune vertèbre ne paraît altérée.

Les fonctions du cerveau sont intactes, il n'y a jamais de maux de tête. Les fonctions génératrices sont affaiblies, mais non abolies. Quand les douleurs lui laissent un peu de relâche, l'appétit est bon et la digestion stomacale facile, mais un repas un peu copieux provoque une certaine tension abdominale qui, du reste, se dissipe quand un purgatif lui a procuré quelques selles.

Jamais d'état fébrile.

Mon diagnostic fut le suivant : lésion organique (probablement ramollissement), portant sur les cordons postérieurs de la partie dorsale de la moelle épinière, compliquée de phénomènes congestifs se reproduisant fréquemment sous l'influence du travail de désorganisation qui s'accomplit dans la pulpe médullaire. Ces phénomènes ont pour résultat d'accélérer la marche de la maladie principale, et d'occasionner les accès si terriblement douloureux que nous venons de signaler.

Le but que je me proposai d'atteindre fut d'empêcher la reproduction de la congestion spinale. En conséquence je conseillai à B. de se faire tous les matins des lotions d'eau froide le long du rachis, et de recourir à l'eau de Saltzbronn, méthode purgative. Cette eau devait concourir à favoriser la déplétion sanguine de la moelle par l'action spécifique du bromure qu'elle renferme, et par l'action révulsive qu'elle exerce sur les intestins; de plus, elle avait l'avantage de faire disparaître un des symptômes incommodes de la maladie, la constipation.

Mon espoir ne fut pas trompé : au bout d'un mois, les selles s'étaient régularisées, la miction etait devenue plus facile, la toux quinteuse avait complétement disparu, et les crises douloureuses, au lieu de se reproduire tous les quelques jours, ne reparaissaient plus que toutes les deux ou trois semaines. En même temps, la marche était devenue moins pénible.

B. continua à boire l'eau de Saltzbronn; non content d'en boire le matin, il en but encore dans la journée, et arriva successivement à absorber tous les jours douze à quatorze verres. L'amélioration devint de plus en plus sensible, les accès devinrent de plus en plus rares, les forces s'accrurent et l'amaigrissement cessa de faire des progrès. Cependant, quoique le mal parût arrêté dans sa marche progressive, la guérison radicale ne se fit pas, car de temps en temps, quatre ou cinq fois par année, B. éprouvait encore des crises douloureuses de quelques jours de durée, et quand il cessait son traitement, la plupart des symptômes d'autrefois ne tardaient pas à reparaître. Il recommençait alors à boire de l'eau, et tout rentrait dans l'ordre.

Quelque incomplets qu'ils soient, ces résultats n'en sont pas moins remarquables, surtout si on songe qu'ils ont été obtenus dans une maladie à peu près incurable, et dans laquelle la plupart des remèdes sont même impuissants à soulager.

PLÉTHORE ABDOMINALE.

« Une alimentation mal entendue, un régime trop abondant et « trop excitant, un genre de vie sédentaire, des affections morales « dépressives, ont pour résultat de produire une paresse de la « circulation des vaisseaux du bas-ventre. Cette stase sanguine « réagit sur les fonctions des autres organes, et produit des « troubles dans l'assimilation; le sang ne se renouvelle pas assez « souvent, l'oxydation des globules et la métamorphose rétrograde « des éléments sont incomplets; il en résulte une série de mani-

« festations morbides, telles que des troubles de la digestion, de « la pression épigastrique, de la perte d'appétit, un enduit sabu- « ral de la langue, du gonflement du bas-ventre, de l'irrégularité « dans les selles, de l'hypochondrie, une sécrétion morbide de mu- « cosités et un dépôt morbide de graisse. » Ces lignes sont extraites de l'ouvrage des docteurs Aimé Robert et Fegerlin : *Sources minérales de Rippoldsau,* p. 33.

On voit par cette description que cette maladie est essentiellement asthénique, car elle a pour élément primordial un état de torpeur, une semi-paralysie des forces qui président à la circulation sanguine de la veine porte et de ses ramifications, semi-paralysie d'où peuvent être facilement déduits tous les autres symptômes qu'on observe, tels que troubles digestifs, hyperhémies locales, hématose incomplète, sang altéré dans sa composition et sa fluidité, obésité résultant d'un perversion de la nutrition.

Quelle est maintenant l'eau minérale la plus convenable au traitement de cette affection ?

L'indication principale à remplir, c'est d'activer la circulation veineuse abdominale. Cette indication satisfaite, la plupart des symptômes de la pléthore abdominale ne tardent pas à s'éteindre successivement. Pour y satisfaire, on devra :

1° Exercer une action tonique sur tout l'appareil splanchnique;

2° Diminuer la viscosité du sang qui stagne dans la veine porte et ses ramifications ;

3° Détruire la constipation, car les matières accumulées dans les intestins opposent par leur masse et leur poids de grands obstacles à la libre circulation du sang.

Les eaux sulfatées pures devront donc être rejetées du traitement de cette maladie : elles sont purgatives, elles fluidifient le sang, mais leur usage un peu prolongé a pour effet de diminuer la contractibilité des organes splanchniques et d'amener un état atonique défavorable aux résultats qu'on veut atteindre.

Les eaux chlorurées pures ou ferrugineuses sont excitantes, purgatives, et renferment les sels alcalins convenables pour diminuer la viscosité du sang. Aussi sont-elles employées dans bien des cas et comptent-elles de nombreux succès. Cependant il ne faut pas oublier que ces eaux sont non-seulement des excitants locaux, mais qu'elles sont de plus, par suite de la grande quantité de leurs sels ferrugineux et de la prédominance des chlorures, de puissants excitants généraux, et que, par conséquent, on devra redouter de les employer chaque fois qu'on aura à craindre de provoquer une congestion vers les centres nerveux ou de produire une surexcitation du cœur.

Saltzbronn présente la plupart des avantages de ces eaux, sans en avoir les inconvénients. En effet, nous avons constaté que les eaux de Saltzbronn sont purgatives, qu'elles possèdent les sels nécessaires pour augmenter la liquidité du sang, enfin que leur action topique sur les viscères splanchniques est tonique en même temps que leur action générale est légèrement sédative ou indifférente. Elles satisfont donc à toutes les indications rationnelles du traitement de la pléthore abdominale. Les faits cliniques confirment d'ailleurs les déductions théoriques.

OBSERVATION.

N..., âgé de quarante-huit ans, célibataire, est un cultivateur aisé, qui travaille peu, mange beaucoup et bien, et boit encore mieux qu'il ne mange. Le matin, il débute par le vin blanc; à midi il continue par le vin rouge; le soir, c'est la bière qui lui fait le plus de plaisir.

A l'âge de 35 ans, il commença à prendre de l'embonpoint, à 40 ans il devint obèse. A cette époque se manifestèrent chez lui les premiers symptômes de pléthore abdominale, symptômes d'abord peu graves et passagers, mais qui peu à peu devinrent de plus en incommodes et continus. Des vomitifs, des purgatifs, de l'eau de Vichy et de l'eau de Niederbronn bues à domicile, furent successivement employés et ne produisirent rien ou seulement un soulagement de peu de durée. Il est juste de dire qu'il n'avait pas réformé sa manière de vivre.

Au printemps de 1865, son état s'aggrava au point qu'il en devint hypochondriaque, perdit l'appétit, et commença à maigrir d'une façon telle qu'en peu de temps ses chairs devinrent molles et flasques, et que l'enveloppe tégumentaire de son corps, devenue trop large pour le contenir, formait de nombreux plis qui lui donnaient presque l'apparence d'un vieillard. Les symptômes qu'il accusait étaient les suivants : dégoût pour le manger, langue pâteuse, blanchâtre, envie de vomir; tête lourde, quelquefois des vertiges, fatigue dans les membres. Il se plaignait en outre d'avoir toujours le ventre lourd, tendu, dur, de ressentir fréquemment des douleurs sourdes dans la région du foie et des douleurs passablement aiguës dans la région rénale, d'avoir des selles dures, rares et pénibles, et les urines constamment sédimenteuses. Il avait parfois des hémorrhoïdes, mais elles ne fluaient jamais ; sa face était d'un rouge sombre tirant sur le bleu ; cette dernière nuance était surtout évidente sur la muqueuse des lèvres. Le blanc des yeux présentait un peu de suffusion ictérique.

Le pouls était lent, ample, mais très-dépressible ; le cœur et les poumons intacts, le foie cependant était très-légèrement augmenté de volume.

Ces symptômes ne coexistaient pas tous en même temps, c'était tantôt l'un tantôt l'autre qui prédominait, mais toujours il y avait des malaises tels que N. en avait pris la vie en dégoût

Au mois de mai 1865, il commença à prendre tous les matins un litre d'eau de Saltzbronn; son régime fut réformé, et les aliments végétaux devinrent prédominants, la quantité de vin fut diminuée et la bière proscrite. Sur mes vives exhortations, il se décida à se donner un peu de mouvement, à faire régulièrement quelques courses à pied. On le vit renaître à vue d'œil; au mois de juin, il put se contenter de prendre deux verres d'eau mêlée avec du vin à chacun de ses repas, et continua ainsi pendant trois mois. Au bout de ce temps, tous les phénomènes morbides avaient disparu. La guérison était complète.

HÉMORRHOÏDES.

Cette affection a pour caractère anatomique la dilatation variqueuse des veines du rectum ; pour symptômes subjectifs, des douleurs plus ou moins constantes dans la région anale, de la gêne dans la défécation et des troubles sympathiques variables, et enfin pour signes objectifs l'apparition de tumeurs de grosseur variable, dures, livides, souvent sanguinolentes. Aussi longtemps qu'elles sont internes, leur existence ne peut être constatée que par les moyens d'exploration qui sont à la disposition du médecin, mais lorsqu'elles deviennent externes, ce qui est fréquent, il suffit de regarder pour établir un diagnostic certain.

Les mêmes causes qui produisent la pléthore abdominale interviennent activement dans l'affection hémorrhoïdale. Elles agissent d'autant plus efficacement que la situation déclive des veines rectales en favorise l'engorgement.

Deux choses sort à considérer dans cette maladie : la congestion sanguine et la dilatation veineuse.

Souvent, sous l'influence d'un excès de table, d'un excès de fatigue, d'un repos trop prolongé ou à la suite de l'usage d'un purgatif drastique, survient une sensation de pesanteur du côté de l'anus. Cette sensation se change en douleur vive, presque insupportable; il y a des frissons, de la fièvre, parfois même du délire. Le malade croit avoir dans le rectum un corps étranger qui le brûle, qui empêche le passage des matières alvines et des gaz, ce qui le pousse à faire instinctivement d'incroyables et d'inutiles efforts pour s'en débarrasser. L'administration d'un lavement est presque impossible, tant le moindre attouchement est douloureux; le passage des matières, lorsque des évacuations ont lieu à la suite d'un purgatif, arrache des cris au patient. Quelquefois rien n'apparaît à l'extérieur, d'autres fois une ou plusieurs tumeurs brunes, rénitentes, chaudes, de la grosseur d'un noyau de cerise à celle d'un œuf de pigeon, se montrent à la marge de l'anus; puis au bout de quelques jours les symptômes graves se calment, les souffrances s'apaisent et tout rentre peu à peu dans l'ordre. Souvent la guérison se fait ainsi progressivement sans phénomènes appréciables; d'autres fois il y a un écoulement de sang par l'orifice anal, sang dont l'apparition est suivie d'une rapide résolution des tumeurs et d'un prompt retour à la santé.

Ce sont là les principaux phénomènes de la congestion hémorrhoïdale aiguë. Bien des personnes ne les ressentent qu'une ou deux fois dans leur vie, et l'accès terminé, elles en perdent même le souvenir.

Malheureusement il n'en est pas toujours ainsi et souvent il arrive que la résolution des tumeurs est incomplète, et que les veines distendues par l'afflux sanguin ne reprennent pas leur calibre primitif. Quand ceci a eu lieu, la dilatation variqueuse est établie et la maladie hémorrhoïdale peut être considérée comme devenue chronique et constitutionnelle. En effet, par le fait seul de cette dilatation et sans autres causes, il se produit une stagnation permanente du sang dans les veines du rectum et de l'anus ; cette stagnation agit à son tour sur les vaisseaux et en distend encore davantage les parois, de sorte qu'en fin de compte, causes et effets se réunissent pour aboutir au résultat final, qui est la production de tumeurs, pédiculées ou à large base, à cavité unique ou à loges nombreuses comme celles d'un tissu érectile, tumeurs qui à l'état de vacuité constituent ces appendices flétris et mollasses qu'on appelle *marisques*, qu'on observe à la marge de l'anus des hémorrhoïdaires pendant leur période de calme et qui, à l'état de plénitude, devenues rénitentes par le sang dont elles sont engorgées, variables de nombre et de grosseur, sèches ou fluentes, mais toujours très-douloureuses, forment comme une couronne mamelonnée autour de l'orifice anal des personnes atteintes de cette pénible maladie.

En résumé, il y a dans la maladie hémorrhoïdale à considérer :

1° L'état aigu, constitué par la congestion et la dilatation veineuse, phénomènes tous les deux également transitoires.

2° L'état chronique, constitué par une dilatation veineuse permanente et des congestions essentiellement passagères, mais qui se renouvellent très-souvent.

L'état aigu demande l'intervention active du médecin et l'emploi des moyens thérapeutiques ordinaires : antiphlogistiques, calmants directs, astringents. Il n'en est pas de même de l'état chronique, dans le traitement duquel plusieurs eaux minérales jouent un rôle important.

L'eau de Saltzbronn doit être rangée parmi les plus efficaces de ces dernières.

L'affection hémorrhoïdale, à vrai dire, peut n'être considérée que comme une épisode de la pléthore abdominale, dont elle est souvent le symptôme précurseur et qu'elle accompagne presque constamment. La nature du mal est la même : dans l'une comme dans l'autre il y a dilatation atonique des parois veineuses, stagnation du sang et épaississement de ce liquide dans les parties engorgées, et troubles sympathiques divers, dont un des plus importants à considérer sous le point de vue du traitement, c'est la constipation. En conséquence, les raisons que j'ai données pour expliquer la préférence qui, selon moi, doit, dans le traitement de la pléthore abdominale, être accordée à l'eau de Saltzbronn, sont également applicables au traitement de l'affection hémorrhoïdale. Je crois donc inutile de revenir sur cette question.

Je ferai observer cependant que l'action topique de l'eau de Saltzbronn sur la muqueuse intestinale étant stimulante, son administration par la méthode purgative a pour conséquence fréquente de produire dans les premiers temps un afflux sanguin vers le rectum, d'où résulte précisément le gonflement des tumeurs hémorrhoïdales que l'on se proposait de combattre. L'apparition de ces tumeurs inquiète souvent les malades, mais à tort, car cette congestion factice ne tarde pas à disparaître, pourvu qu'on ait soin de ne pas interrompre le traitement. Pour peu qu'on le continue, les fibres musculaires et les tissus élastiques des parois veineuses et des tuniques intestinales ne tardent pas à acquérir un degré de tonicité tel qu'ils réagissent contre le sang qui les distend, et en empêchant la stagnation de ce fluide, ils mettent un obstacle puissant à la reproduction des tumeurs et provoquent la résolution de celles qui existaient auparavant. Cependant cette action congestive du début indique que, sous peine de produire une violente exacerbation du mal, on ne devra jamais commencer le traitement pendant la période aiguë, mais qu'on fera bien de choisir au contraire les moments de calme. En agissant ainsi et en recourant soit à la méthode purgative, soit à la méthode altérante, il est rare qu'on n'obtienne pas d'heureux résultats, et si les guérisons définitives sont rares, il ne s'ensuit pas moins que les crises douloureuses sont éloignées et que l'amélioration est telle que cela équivaut presque à la guérison.

Je possède plusieurs observations constatant les heureux effets de l'eau de Saltzbronn. Elles sont peu intéressantes. Je ne les reproduirai pas de crainte de trop allonger ce chapitre.

CYSTITE CHRONIQUE OU CATARRHE DE VESSIE.

Cette maladie atteint plus fréquemment l'homme que la femme, le vieillard que l'adulte. Chez ce dernier elle est souvent idiopathique. Une inflammation aiguë imparfaitement guérie, un coup sur l'abdomen, une chute sur le périnée, un refroidissement brusque, des excès vénériens et surtout l'extension à la muqueuse vésicale d'une inflammation de la muqueuse de l'urèthre en sont les causes ordinaires. Chez les vieillards elle est presque toujours symptomatique, et elle est alors consécutive à un rétrécissemen uréthral, à des calculs, à un engorgement de la prostate, à la paralysie ou à d'autres affections qui toutes agissent en gênant la libre émission des urines.

Les personnes atteintes de catarrhe vésical se plaignent généralement des symptômes suivants : sensations douloureuses au-dessus du pubis ou au périnée, envies fréquentes d'uriner, difficultés d'y satisfaire, brûlure au col de la vessie, devenant surtout vive après la miction, et portant le malade à faire d'incroyables efforts pour expulser les dernières gouttes d'urine restées dans la vessie. Le ténesme vésical et la dysurie sont surtout intenses et pénibles quand la maladie a son siége dans le bas-fond de la vessie ou vers l'orifice vésical. Comme toutes les maladies chroniques, le catarrhe de la vessie présente des moments de calme relatif et des époques d'exacerbation ; celles-ci sont souvent provoquées par l'ingestion de boissons stimulantes et par le froid.

Les urines rendues, quoique colorées, peuvent être limpides au moment de l'émission, mais elles ne tardent pas à se troubler par le repos; d'autres fois, selon la gravité des cas, elles sont muqueuses, filantes et même purulentes au moment où elles sont émises.

Un état de langueur général, des digestions pénibles, de la fièvre, du dépérissement, viennent souvent compliquer les symptômes locaux.

Le catarrhe vésical est, comme on le voit, une maladie grave, qui, si elle ne compromet pas immédiatement la vie, empoisonne les jours du malade, et lui rend souvent l'existence bien amère.

Aucun moyen ne devra donc être négligé pour le guérir. Malheureusement ce résultat est souvent bien difficile à obtenir par les moyens pharmaceutiques ordinaires, et pour se convaincre de l'infidélité de ces moyens, il suffit de jeter un coup d'œil sur la longue liste des médicaments tour à tour préconisés contre cette maladie, puis abandonués comme inutiles, que contiennent les traités de thérapeutique. Quand on a un bon remède, il n'en faut pas un si grand nombre. Reste la médication hydrologique, dont la merveilleuse efficacité est attestée par les médecins les plus honorables, et mise hors de toute contestation par des guérisons de jour en jour plus nombreuses. En tête des eaux auxquelles la faveur publique attribue une grande puissance curative, se trouve la source du Pavillon à Contréxeville.

Comment ces eaux agissent-elles ? La réponse à cette question se trouve dans la notice du docteur Legrand de Saulle, intitulée : *Huit années de pratique médicale à Contréxeville*, p. 117.

« L'énorme masse de liquide qui traverse la vessie balaie de-
« vant elle le mucus altéré dont la présence entretenait l'irritation
« morbide. Ses qualités légèrement astringentes stimulent, toni-
« fient la muqueuse, en en modifiant la vitalité ; enfin sa vertu
« purgative amène sur le canal intestinal une dérivation et une
« spoliation répétées chaque jour, pendant une ou deux saisons,
« qui expliqueraient à elles seules la diminution, la suppression
« même de la sécrétion pathologique. »

La grande analogie de composition qui existe entre l'eau de Contréxeville et celle de Saltzbronn m'avait depuis longtemps inspiré l'idée que cette dernière devait, dans la cystite chronique, jouir d'une efficacité au moins égale à celle de sa congénère.

Je fus encore confirmé dans cette idée par la lecture des lignes ci-dessus, car je fus frappé de voir que ces propriétés diurétiques, purgatives et modificatrices de la muqueuse vésicale, qui dans l'ouvrage du docteur Legrand de Saulle servaient à donner une explication rationnelle de l'action curative des eaux de Contréxeville, sont des propriétés que l'eau de Saltzbronn possède à un degré éminent. Il devenait donc naturel d'essayer celle-ci, afin de voir si les faits cliniques confirmeraient mes prévisions. Les faits ont répondu, et à l'heure qu'il est, je ne crois pas me tromper, en disant que dans un grand nombre de cas de cystite chronique l'eau de Saltzbronn produira des modifications aussi avantageuses que celles produites par l'eau de Contréxeville, et même que grâce aux propriétés résolutives de ses chlorure et bromure, les résultats obtenus à Saltzbronn surpasseront ceux obtenus à Contréxeville toutes les fois que le catarrhe sera sous la dépendance d'un engorgement chronique de la prostrate ou d'un boursouflement atonique de la muqueuse vésicale.

OBSERVATION I.

N..., jeune homme de vingt-cinq ans, avait contracté une blennorrhagie. Il fut successivement traité par le copahu, le cubèbe et des injections astringentes. Pendant le traitement, il se livra à beaucoup d'écarts de régime qui firent passer l'inflammation uréthrale à l'état chronique, et grâce à ses imprudences, une année après, il était atteint de cystite chronique du col de la vessie, caractérisée par une pesanteur douloureuse au périnée, des envies incessantes d'uriner, du *ténesme* vésical et des urines qui, de couleur orange au moment de leur émission, ne tardaient pas à se troubler par le repos et à présenter des nuages floconneux après leur refroidissement.

Prescription : Régime doux, abstinence de vin et bière. Eau de Saltzbronn, cinq verres le matin à jeun. Le deuxième jour, aggravation de tous les symptômes ; cependant les urines ne déposent plus. Bain de siége émollient matin et soir ; continuer l'eau minérale. Amélioration notable le cinquième jour, guérison radicale au bout de trois semaines.

La description des symptômes qui accompagnent la gravelle m'entraînerait au delà des limites que je me suis imposées; je n'en dirai donc rien. J'ai simplement voulu, en écrivant les lignes ci-dessus, expliquer le mode de formation des concrétions urinaires d'après des théories rationnelles, afin de justifier, en en faisant comprendre l'action curative, l'emploi de l'eau de la source sulfatée calcique de Saltzbronn, dans le traitement de ces graves affections.

En effet, les éléments morbides à combattre sont :

A. Dans la gravelle urique :

1° L'altération du sang par la présence de l'acide urique résultant d'une hématose incomplète. Il est évident qu'en rétablissant les fonctions oxygénantes, on préviendra la formation des graviers à venir. Or les propriétés hématosiques de cette eau ont déjà été prouvées. Inutile donc de les démontrer de nouveau.

2° Expulser les concrétions déjà formées et arrêtées dans l'une ou l'autre partie de l'appareil urinaire. Pour cela on devra faire passer par les voies urinaires une très-grande quantité de liquides, afin que ces liquides, agissant par leur masse, entraînent mécaniquement les graviers qu'ils rencontrent dans leur trajet. De plus, comme les parois de ces canaux ne sont pas inertes, mais susceptibles de se contracter, il est évident qu'on facilitera singulièrement l'expulsion qu'on veut obtenir, en administrant des liquides dont les propriétés stimulantes soient de nature à provoquer des contractions favorables au cheminement des concrétions. Qu'on me pardonne la comparaison que je vais faire, mais je crois pouvoir comparer l'expulsion d'un gravier un peu volumineux à un accouchement pénible, et l'action des moyens employés pour favoriser cette expulsion à l'action du seigle ergoté. L'eau de Saltzbronn est diurétique; ses propriétés digestives permettent d'en ingérer des quantités considérables; enfin, par ses chlorures, son fer et son sel arsénical, elle agit sur les fibres des canaux urinifères comme le seigle ergoté agit sur les fibres de l'utérus dans la parturition. Elle satisfait donc à toutes les indications que nous venons de poser.

B. Dans la gravelle phosphatique :

1° L'état catarrhal des tubes urinifères, des urétères ou de la vessie et la sécrétion d'un mucus ammoniacal. Je viens, je le crois du moins, de prouver l'influence curative exercée par l'eau de Saltzbronn dans les cas de catarrhe de la vessie. Il est évident que cette action se continue sur la muqueuse des urétères et des tubes urinifères des reins. Il est donc superflu de parler de nouveau des vertus anti-catarrhales de cette eau, et inutile de dire que ces mêmes vertus anti-catarrhales, arrêtant les sécrétions muqueuses et la formation des produits ammoniacaux, empêcheront la formation de nouveaux précipités de phosphate.

2° Expulsion des corps étrangers. Ceci rentre dans les cas précédents, et ce que j'ai dit à propos de la gravelle urique est applicable à la gravelle phosphatique.

Avant de terminer ce sujet, je crois devoir faire remarquer qu'il est probable que, dans la gravelle phosphatique, l'eau de Saltzbronn sera, grâce à ses chlorures, préférable aux eaux alcalines de Vichy et sulfatées-alcalines de Contréxeville ; car les alcalins favorisent les fermentations putrides, tandis que les chlorures, par leurs propriétés antiseptiques, les arrêtent et empêchent la formation de ces produits ammoniacaux dont je viens de signaler la fâcheuse influence. Quant à la gravelle oxalique, son traitement est plutôt une question d'hygiène que de thérapeutique.

OBSERVATION.

G..., quarante ans, tempérament sanguin, taillé en hercule, se plaint depuis longtemps de maux de reins auxquels il donne le nom de *lumbago*. Ses urines sont souvent sédimenteuses, et leur expulsion provoque un sentiment de brûlure dans le canal de l'urèthre. En les examinant, je pus constater que le dépôt formé au fond du vase est constitué par un sable dur et rouge composé d'acide urique. Il devenait évident par là que G... ressentait les premières atteintes de la gravelle. Du reste, plusieurs membres de sa famille étaient déjà allés à Contréxeville pour y chercher un remède contre cette maladie. Je lui conseillai l'eau de Saltzbronn à dose diurétique. Il commença par trois verres, arriva bientôt à huit verres par jour, et au bout de trois semaines il était guéri.

J'eus encore l'occasion de le suivre pendant près de deux ans, durant ce temps il n'éprouva aucune rechute; depuis je l'ai perdu de vue.

OBSERVATION II.

Je donnais, il y a environ quatre ans, mes soins au sieur X..., âgé de soixante-cinq ans, dont la constitution naturellement débile avait été minée par un catarrhe pulmonaire chronique, compliqué de dilatation du ventricule droit du cœur. Pendant que je le traitais pour une recrudescence de cette affection pulmonaire, il fut subitement pris de vives douleurs du côté du col de la vessie, et d'envies fréquentes d'uriner. Il me raconta qu'il avait déjà été pris d'accidents semblables; que le médecin qui, à cette époque, le soignait, lui avait fait prendre de l'eau de Contréxeville, et que, peu de jours après en avoir pris, il avait rendu, avec les urines, de la poussière rouge, et trois petites pierres de la grosseur d'une lentille, et avait été immédiatement guéri. Il me demandait avec instance de lui procurer le plus promptement possible la même eau qui lui avait fait tant de bien. On n'en avait pas à Sarralbe, et il fallait attendre au moins trois à quatre jours pour s'en procurer. Comme cette idée d'une si longue attente le désespérait, je lui proposai d'essayer l'eau de Saltzbronn en attendant que l'eau de Contréxeville pût arriver. Il y consentit, but pendant deux jours de suite de sept à huit verres d'eau de Saltzbronn, et le troisième jour, à ma visite, je le trouvai dans son lit, tout rayonnant de joie : il venait de rendre avec des flots d'urine, et après de vives souffrances, environ une cuillerée à café de poussière rougeâtre, et deux petits graviers de deux millimètres de diamètre. Pendant deux jours encore, ses urines charrièrent un peu de poussière d'acide urique, et quand l'eau de Contréxeville arriva, la guérison était complète. Environ une année après, X... succomba aux progrès de l'affection pulmonaire; mais pendant tout ce temps, il ne ressentit plus rien du côté de la vessie.

GOUTTE.

C'est une maladie diathésique, essentiellement chronique, présentant des moments de rémission qui alternent avec des exacerbations douloureuses, se portant particulièrement sur les petites articulations du pied ou de la main, où elle détermine d'atroces souffrances, accompagnées de rougeur et de tuméfaction, et produisant à la longue autour de ces articulations des dépôts de matière concrète, composés d'acide urique, d'urates et quelquefois de phosphates; dépôts auxquels on a donné le nom de *tophus*.

Elle atteint surtout les individus vigoureux dans la force de l'âge, et paraissant jouir des attributs d'une florissante santé. Une existence trop sédentaire d'une part et d'autre part une nourriture trop copieuse, principalement composée de substances azotées, comme les viandes noires, le gibier, la volaille, l'usage de boissons alcooliques, surtout de vins trop généreux, sont considérées comme les causes prédisposantes les plus ordinaires de la goutte.

En effet, sous l'influence d'un tel régime, l'équilibre entre les recettes et les dépenses se détruit, l'obésité commence, les premiers symptômes de la pléthore abdominale se manifestent, et le sang, ainsi que les différentes humeurs du corps, ne tardent pas à se charger des nombreux produits qui dérivent d'une combustion incomplète ou d'une assimilation viciée. Ces produits, dont les principaux sont, de même que dans la gravelle, de l'acide urique, des urates et des phosphates de chaux ou de magnésie, sont entraînés par la circulation dans toutes les parties du corps, et l'organisme travaille constamment à s'en débarrasser. Les glandes sudoripares et les reins sont les principaux émonctoires auxquels la nature a départi le rôle de dépurateurs du sang. Aussi dans ces cas, les sueurs sont-elles fortement acides et les urines également acides laissent-elles déposer de nombreux sédiments, et n'y a-t-il rien d'étonnant à ce qu'on voie la gravelle être la compagne habituelle de la goutte, qu'elle précède très-souvent. Cette corrélation intime entre ces deux maladies était déjà connue du temps d'Érasme, car il écrivait à son ami : J'ai la néphrétique et tu as la goutte, nous avons épousé les deux sœurs (citation extraite de l'ouvrage : *Huit années à Contréxeville*, de M. le docteur Legrand de Saulle).

Les liquides du corps étant donc chargés de ces substances salines anormalement produites, la peau et les reins étant en activité pour les éliminer; aussi longtemps que le fonctionnement de ces émonctoires sera suffisant pour rendre à ces liquides leur composition physiologique, aucun phénomène goutteux ne se produira. Mais intervienne une de ces causes vitales qu'on appelle *hérédité*, *prédisposition*, dont le mode d'agir est inconnu, ou une de ces causes physiques qui, comme le froid, l'humidité, le défaut d'exercice corporel, supprime la transpiration ou ralentit la sécrétion urinaire, le sang ne tardera pas à se sursaturer de ces principes salins, et aura la plus grande tendance à les laisser se précipiter. Alors des dépôts cristallins ne tarderont pas à se former dans les parties du corps où la circulation est la plus lente et la température la plus basse. Or les mains et surtout les pieds sont éloignés du cœur; la nature des fonctions qui leur sont dévolues les expose à des pressions continuelles qui ralentissent et suspendent le cours du sang dans les vaisseaux capillaires dont ils sont sillonnés, et aucune autre partie du corps n'est exposée commme eux à toutes les influences atmosphériques; il n'y a donc rien d'étonnant à ce que ces dépôts se forment surtout autour des articulations métatarso- ou métacarpo-phalangiennes, qui, comme on le sait, sont le siége de prédilection de la goutte. Les cristaux étant fixés dans les membranes synoviales et les ligaments fibreux qui unissent les surfaces osseuses entre elles, ils ne tarderont pas à agir comme corps étrangers. A ce titre ils irriteront les tissus et y feront naître de la douleur, du gonflement et de la rougeur, symptômes dont la réunion constitue l'accès goutteux, qui durera et persistera jusqu'à ce que la résorption de ces cristaux se soit faite ou bien que les tissus se soient habitués à ce contact anormal. Quand ceci a eu lieu, la crise est terminée; mais les mêmes causes générales persistant, l'accès ne tardera pas à se reproduire, avec une fréquence variable, aussi longtemps que durera la vie, à moins que par une hygiène et un traitement convenables on ne parvienne à modifier la diathèse qui en est le point de départ.

Je ne dirai rien de la symptomatologie de la goutte, il faudrait un livre entier pour cela. J'ai seulement voulu, dans les lignes qui précèdent, donner quelques indications sur le mode de naissance de cette affection et sur les altérations du sang qui en sont le point de départ. Si je me suis suffisamment expliqué, et si on se rappelle ce que j'ai dit à propos de la gravelle, on aura vu que la diathèse qui engendre cette dernière maladie est identique avec celle qui engendre la goutte, et on ne pourra pas s'empêcher d'admettre que ces deux affections ne sont au fond qu'une expression symptomatique différente d'une même altération du sang. De là on peut conclure que toutes les eaux minérales (Vichy, Vals, Contréxeville etc.) qui sont reconnues comme utiles contre la gravelle, seront probablement efficaces contre la goutte. C'est ce qui arrive en effet. Saltzbronn, qui, ainsi que nous l'avons vu, peut rivaliser avec ces eaux dans le traitement de la première de ces affections, ne leur cédera pas le pas dans celui de la seconde.

OBSERVATION.

X..., propriétaire, âgé de cinquante-huit ans, tempérament nervoso-sanguin, bien constitué, pas de maladies antécédentes. On ne peut pas lui reprocher de mener une vie trop sédentaire, mais sa nourriture est peut-être trop excitante : les viandes noires, le gibier, y entrent pour une trop large part, et de plus les vins dont il fait usage sont peut-être bien capiteux.

Il y a environ dix ans que, pendant un voyage par un temps rigoureux, il eut très-froid aux pieds et fut atteint à l'orteil gauche d'un accès goutteux dont la durée fut assez courte, car les douleurs disparurent au bout d'une dizaine de jours, et lui laissèrent trois ans de répit. Au bout de ce temps, nouvel accès qui survint sans cause connue, et envahit successivement les petites articulations des deux pieds et occasionna quelques douleurs aux genoux. Cette fois-ci le mal fut très-opiniâtre, car il persista pendant plus de six mois. Enfin, au bout de ce temps, X... put reprendre ses occupations habituelles, mais la diathèse goutteuse persista, révélant plusieurs fois par an son existence par des accès de quelques jours de durée. Dans ces dernières années, elle parut même s'aggraver, car les accès devinrent plus fréquents et se compliquèrent de phénomènes dyspepsiques caractérisés par de l'anorexie, de la difficulté de digérer, une sensation de brûlure à l'estomac, des régurgitations âcres et de la constipation. Cette dyspepsie se reproduisait fréquemment, durant des semaines entières, malgré l'emploi des alcalins et des amers; souvent elle alternait avec des douleurs au gros orteil; parfois aussi les troubles digestifs et les douleurs goutteuses apparaissaient simultanément.

Peu à peu s'étaient formées, sur la face interne de la première articulation métacarpo-phalangienne des deux pieds, des concrétions dures, de la grosseur d'un pois. Contrairement à ce qui existe d'habitude, aucun symptôme de gravelle n'était encore survenu.

Au mois de février dernier, X... souffrait depuis plusieurs semaines, lorsque je le décidai à se mettre à l'usage de l'eau de Saltzbronn. Pendant plusieurs jours, il en but cinq verres tous les matins, avant son déjeuner, sans en éprouver d'autre effet qu'une diurèse considérable. Comme il était très-constipé, il fut, avant d'obtenir des évacuations régulières, obligé d'ajouter à plusieurs reprises quelques grammes de sulfate de magnésie à l'eau minérale. Alors les selles devinrent quotidiennes, l'appétit revint, les régurgitations âcres cessèrent, et environ quinze jours après le début du traitement il se remit à fumer et à boire de la bière comme avant sa maladie. Il prit régulièrement les eaux de Saltzbronn pendant plus de trois mois sans ressentir aucun accès goutteux. On aurait pu croire que la guérison était radicale. Il n'en était rien cependant, et la diathèse, quoique manifestement affaiblie, persistait encore; car X... ayant fait un voyage pendant lequel il se fatigua beaucoup, usa d'une alimentation très-excitante et but quelques vins trop généreux, il vit à son retour reparaître ses douleurs articulaires, et ressentit quelques atteintes de dyspepsie. Ces phénomènes, du reste, se dissipèrent au bout de quelques jours.

Cette rechute infirme-t-elle la valeur thérapeutique de l'eau de Saltzbronn ? Je ne le crois pas. Au contraire, si on analyse les faits de l'observation ci-dessus, à savoir :

1° Que le malade prend les eaux de Saltzbronn pendant trois mois, et que durant tout ce temps aucun accès goutteux ne se montre ;

2° Que le malade en cesse l'usage et que peu après survient une manifestation douloureuse du mal qu'il cherche à combattre, on ne peut s'empêcher d'y voir une preuve manifeste de l'influence favorable exercée dans ce cas par l'eau de Saltzbronn, et de penser que si cette eau a été assez puissante pour enchaîner la diathèse goutteuse pendant une période de trois mois, elle sera également assez puissante pour la neutraliser pendant une période plus longue, pourvu qu'on en continue l'usage avec méthode et persévérance. Parviendrait-on avec cette eau et un temps suffisant à détruire radicalement la diathèse goutteuse ? Que Vichy et Contréxeville disent si elles y sont parvenues ! Quant à moi, les faits que je possède ne me permettent pas de répondre à cette question, et je préfère ne rien dire plutôt que de risquer une affirmation que je ne saurais appuyer d'aucune preuve.

Est modus in rebus, sunt certi denique fines,
Quos ultra citraque nequit consistere rectum.
(HORACE, *Satire* 1).

Chaque chose a des bornes qu'il ne faut pas franchir si on veut rester dans le vrai.

STRASBOURG, TYPOGRAPHIE DE G. SILBERMANN.

TABLE DES MATIÈRES.

Pages.

Saline de Saltzbronn, son origine, sa situation, son site, ses eaux chlorurées sodiques, ses eaux-mères bromurées, et sa source sulfatée calcique, bromurée 3

Découverte de la source. — Propriétés physiques. — Notions de géognosie. 9

Propriétés chimiques. — Analyses 13

Notions de thérapeutique sur les principales substances qui entrent dans la composition de l'eau de Saltzbronn 22

Notions générales sur les propriétés physiologiques de l'eau de Saltzbronn, déduites de sa composition chimique 31

Règles à suivre pendant la cure 47

Études cliniques sur les eaux de Saltzbronn et observations 55

Dyspepsie 55

Entéralgie 63

Embarras gastrique chronique. 64

Inflammation chronique des voies digestives 65

Constipation 69

Maladies du foie et des voies biliaires 75

Congestion 86

Congestions rachidiennes chroniques. 91

Pléthore abdominale. 95

Hémorrhoïdes 98

Cystite chronique ou catarrhe de vessie. 102

Gravelle. 107

Goutte 112

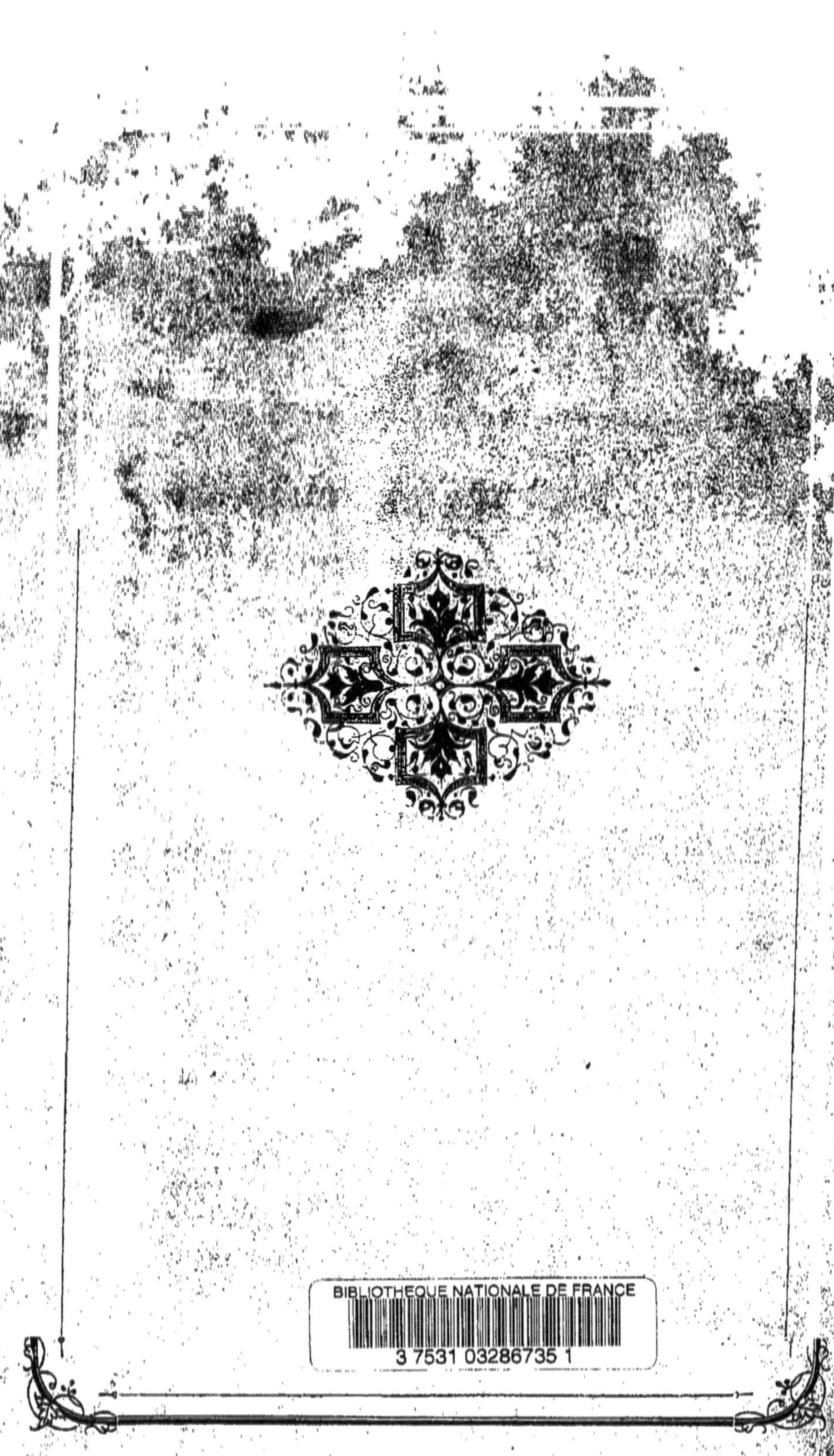

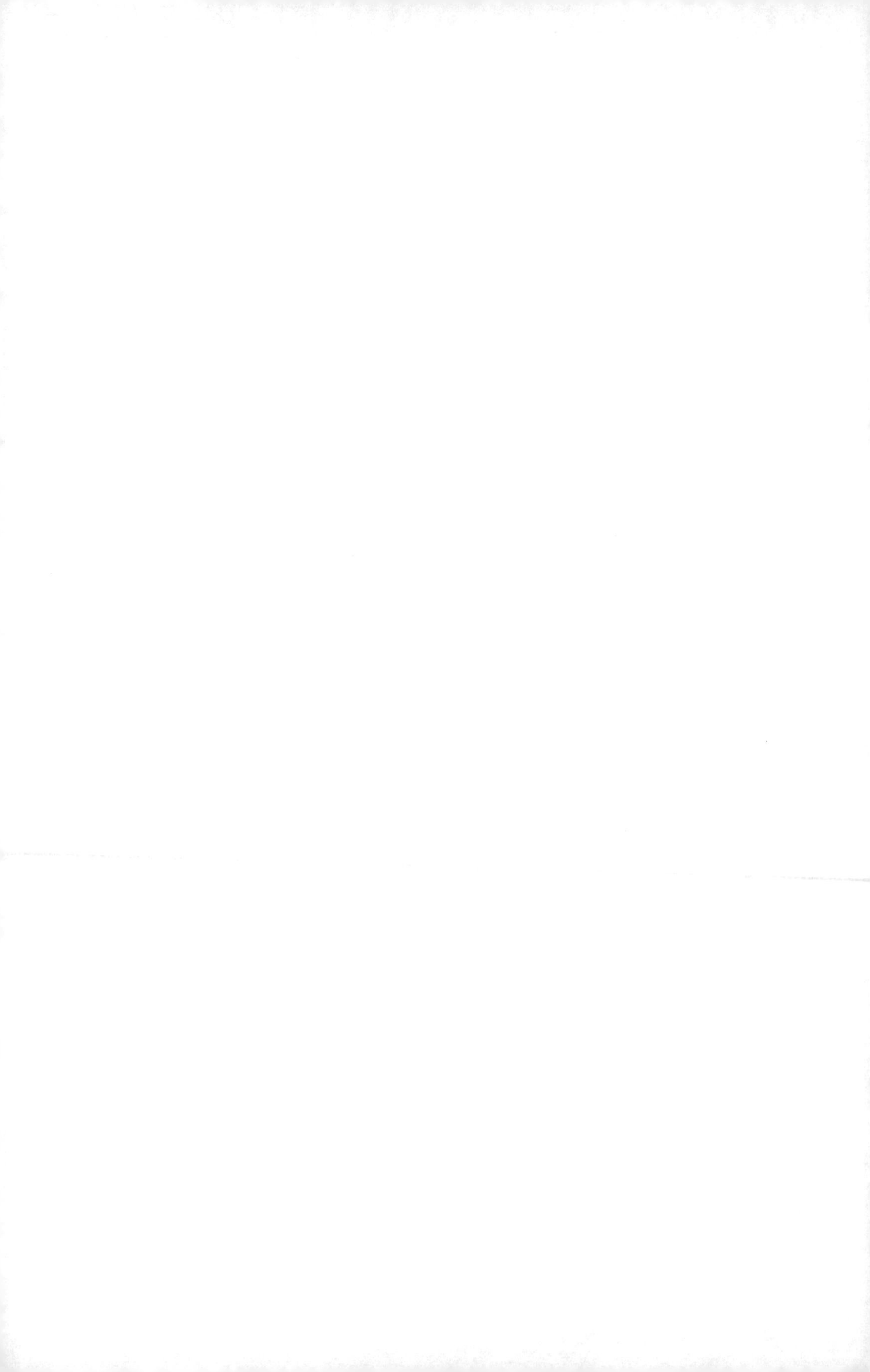

www.ingramcontent.com/pod-product-compliance
Ingram Content Group UK Ltd.
Pitfield, Milton Keynes, MK11 3LW, UK
UKHW021545260726
13993UKWH00002B/646

9 782329 150802